# 冷灸疗法与常见病

朱成杰 商艳 王山喜 主编

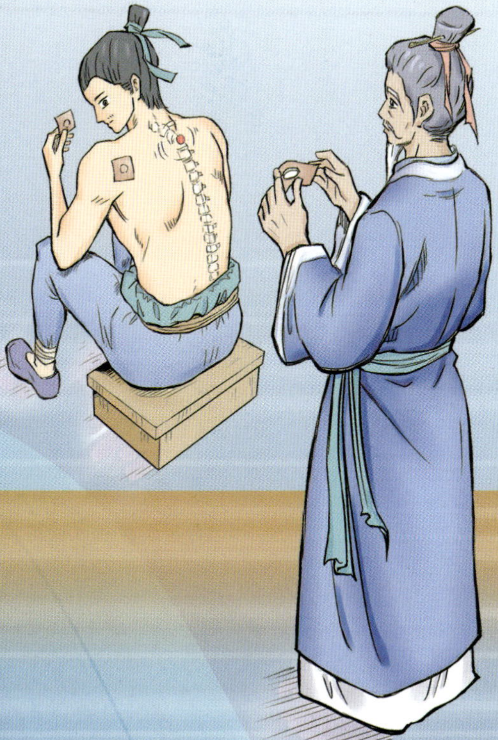



上海科学普及出版社

**图书在版编目（CIP）数据**

冷灸疗法与常见病 / 朱成杰，商艳，王山喜主编 . 上海：上海科学普及出版社，2025. 6. -- ISBN 978-7-5427-8975-4

Ⅰ. R245

中国国家版本馆 CIP 数据核字第 20257L4D10 号

**责任编辑** 李 蕾

**冷灸疗法与常见病**

朱成杰 商 艳 王山喜 **主编**

上海科学普及出版社出版发行

（上海中山北路 832 号 邮政编码 200070）

http://www.pspsh.com

---

各地新华书店经销 广东虎彩云印刷有限公司印刷

开本 787 × 1092 1/16 印张 6.5 字数 80 000

2025 年 6 月第 1 版 2025 年 6 月第 1 次印刷

---

ISBN 978-7-5427-8975-4 定价：48.00 元

# 《冷灸疗法与常见病》编委会


主　编　朱成杰　商　艳　王山喜

副主编　罗天航　赵铁军　金　海

编　委　赵家义　陈　晨　贾文韬　贲艺雯

　　　　朱　娟　李自朋　蒋卓言　缪　颖

**编委会成员**

朱成杰　中国人民解放军94804部队

商　艳　海军军医大学第一附属医院

王山喜　镇江云灸非遗文化传播中心

罗天航　海军军医大学第一附属医院

赵铁军　海军军医大学第一附属医院

金　海　海军军医大学第一附属医院

赵家义　上海四一一医院

陈　晨　海军军医大学第一附属医院

贾文韬　海军军医大学第一附属医院

贲艺雯　中国人民解放军95958部队

朱　娟　江苏省中医院

李自朋　上海四一一医院

蒋卓言　宁夏职业技术学院

缪　颖　泰州市姜堰区大伦镇卫生院

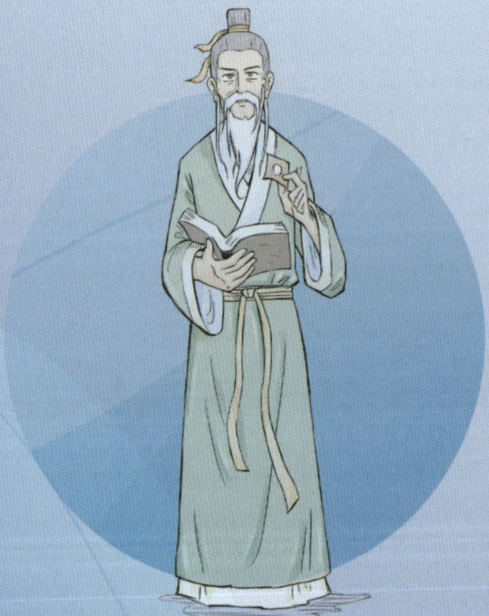

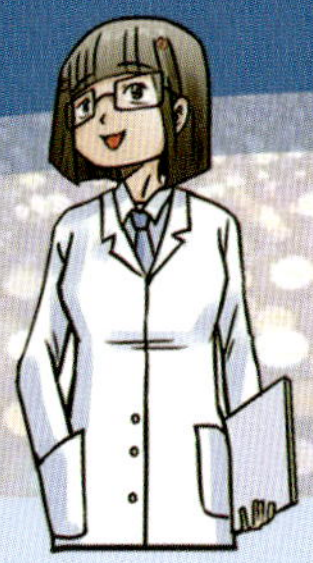

# 前 言 PREFACE

中医学源远流长，博大精深，有许多应用物理方法或穴位刺激以实现防病治病为目的的“绿色疗法”，比如针灸。随着现代医学的不断进步，针灸的科学性和有效性再次得到了充分证明，其在康复理疗、养生保健中的价值与功效受到世界的广泛关注。

针灸疗法主要包括针法与灸法，其中针刺与艾灸最为人们所熟知。然而，针刺操作具有一定的创伤性，专业要求高，艾灸烟雾污染环境、存在烫伤风险，这些因素导致人们接受针灸疗法的比例仍然不高。因此，研发一种“无创伤、无污染、简单方便、安全有效”的穴位治疗新技术，将更有利于针灸技艺的传承与发展。穴位理疗贴作为“中医针灸穴位理疗技艺”的传承载体，是冷灸疗法的典型代表之一。它以穴位理疗贴硬膏替代热石、艾草进行灸疗，其创新性与优势明显，使用简单方便，可随身携带、自我操作。

本书旨在结合现代医学思维与对穴位疗法的深刻实践体会，介绍中医非药物疗法——冷灸疗法在常见病中的应用。根据使用经验与疗效反馈，本书提供了基于中医基础理论与实践证明疗效显著的案例，并提供该疗法使用指南与图示，便于非针灸专业人士随时查阅与自行使用。

鉴于时间仓促及作者水平有限，虽然参阅了不少资料以力求避免错误，但仍可能存在不足之处，敬请广大学者和读者批评指正。

本书编委会

2025 年 1 月于上海

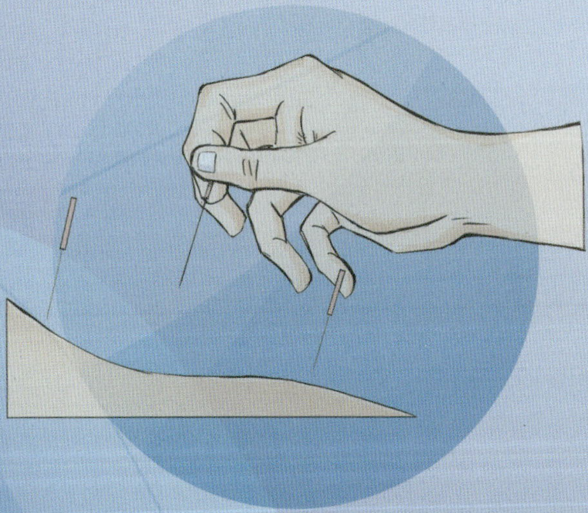

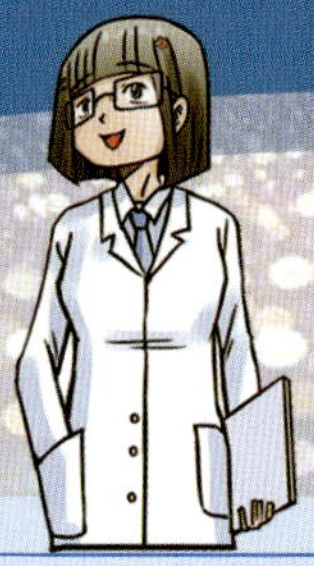

# 目 录 CONTENTS

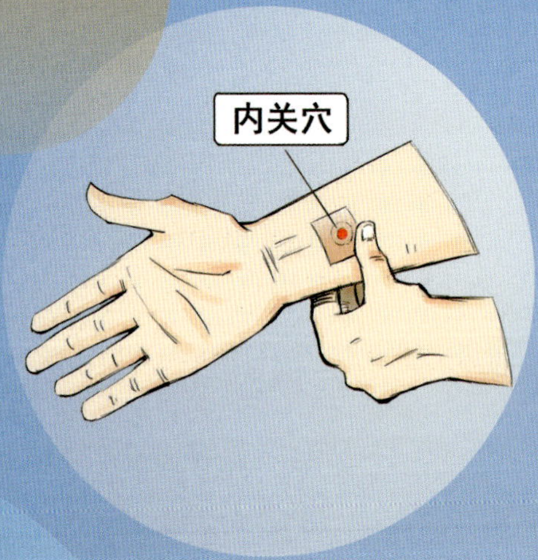
内关穴

# 第一章

# 冷灸疗法概述

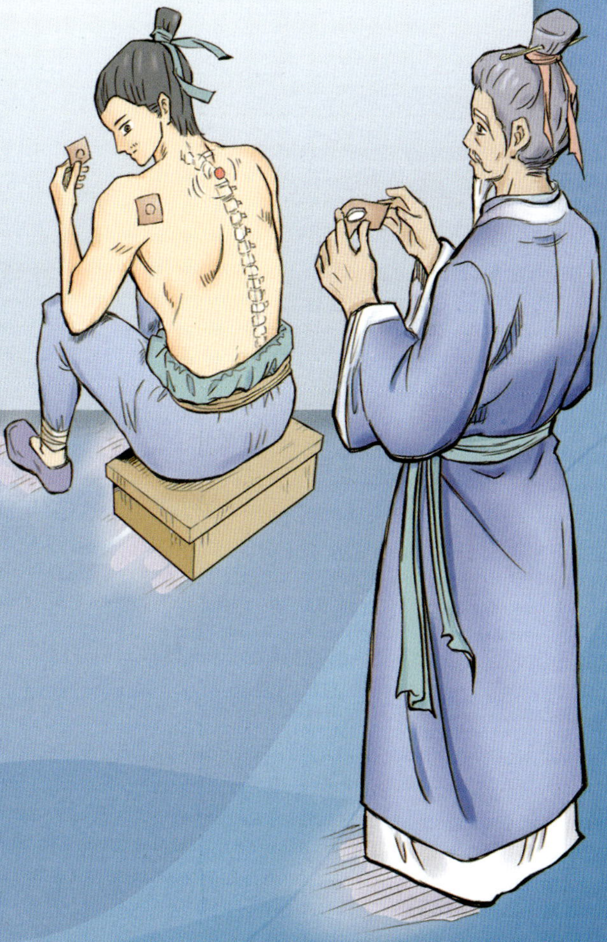

## 第一节　灸法及其分类

灸法是一种具有数千年历史的传统中医治疗方法，其原理是通过燃烧艾草或其他药物产生的热量刺激人体特定部位（通常为穴位），以达到防治疾病的目的。早在古代医籍《灵枢·官能》中，灸法的临床价值就有所提及，书中提出“针所不为，灸之所宜”，即针法不能解决的问题，可以通过灸法来治疗。《医学入门》则进一步强调了灸法的重要性，指出“凡药之不及，针之不到，必须灸之”，即对于药物和针刺无法奏效的疾病，灸法是必不可少的治疗手段。唐代是灸法发展的一个重要时期，在《备急千金要方》这部经典医书中，针法的治疗方法仅有约 50 种，而灸法则多达 510 种，这充分证明了灸法的有效性和普及性。

灸法的名词术语规范化内容包括艾灸、其他热源灸法及无热源灸法，三者分类下的相关名词概念、施治方式定义、操作手法定义、补泻方式定义、灸禁等。但目前尚缺乏一个概念清晰、系统规范的灸法名词术语标准。

从施治方式来看，灸法可分为艾灸法和非艾灸法两大类。非艾灸法是指不以艾绒作为刺激源的灸法，包括光电灸、热灸贴、药物灸、超声灸等，以其发挥疗效的方式又可分为温热灸和非热灸法。

2010 年，“中医针灸”被列入联合国教科文组织非物质文化遗产名录，这对针灸技艺的传承与传习起到积极作用。然而，由于传统灸法的疗效发挥对医师的手法经验要求较高，且循证医学证据有限，灸法远未能实现其在临床治疗与养生保健领域的全部价值。因此，现代中西医需要基于“扬长避短”的目标，对灸法进行改良和创新，以促进其在振兴中医药和建设“健康中国”中的作用。

## 第二节　冷灸疗法的历史发展

冷灸（也称天灸或发泡灸）一词首见于南北朝时期，是采用对皮肤有较强刺激作用的中药贴敷于穴位或患处，使局部充血甚至发泡，从而达到治病的目的。冷灸属于灸疗中的非火热灸法。

冷灸使用的中药包括动物药、植物药及矿物药，可制成膏、饼、泥等剂型

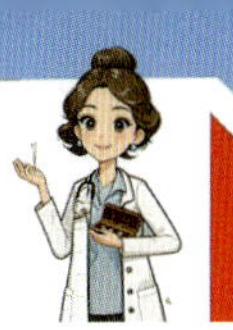



直接贴敷穴位，以促进局部血液循环（充血甚至发泡）。与穴位贴敷疗法的区别在于，冷灸所使用的中药具有更强的刺激穴位作用，而非主要依靠药物的药理作用。冷灸与《物理治疗器械通用名称命名指导原则》中所指的冷敷器械贴敷于皮肤以实现物理治疗时需要输出冷源（常使用蓄冷剂）也有本质的差别。采用植物药（如白芥子）或动物药（如斑蝥）等实施冷灸时，导致皮肤发泡损伤的概率较大，但现代临床研究并未能证实皮肤反应强度与疗效的相关性，“发泡”损伤也限制了其临床应用与推广。相比之下，以矿物药及矿材制品实施的非艾冷灸法因无“发泡”损伤而具有明显的优势。

非艾灸法的起源可从东晋时期《肘后备急方》中找到答案：为便于急救，除艾灸外，在仓促无艾时，竹茹、黄蜡、纸屑、瓦片等均可作为代用品。以矿物中药为主材的冷灸疗法可追溯到清末的第一代传人王义训，其将鹅卵石置于灶台加热后代替艾，隔姜灸或直接灸于穴位治疗常见病，如灸列缺穴治疗咳嗽、头痛或颈椎酸痛。该方法操作简单，方便有效，历经百年流传至今。灸具也从早期的鹅卵石及黑泥、石膏、黏土等改良制品（热灸），发展到现在的矿材制品——理疗硬膏（冷灸）。矿石材料及其创新改良制品从热灸到冷灸，其红外技术原理一脉相承，且其特定波段的红外“物理因子”刺激“穴位”的技术原理得到了现代科学研究的证实。而红外仿灸仪国际标准与红外功能产品国家标准则为矿物冷灸产品的研制提供了依据，矿材冷灸疗法以其自身优势也必将迎来蓬勃发展的春天。

## 第三节　冷灸疗法的现状与展望

### 一、临床应用现状

冷灸疗法的适应证极为广泛，涉及内、外、妇、儿各科，外可用于风湿寒痹、跌打损伤、痈疽疔疖，内可治疗气血不足、气机不畅、三焦失调等。例如，李龙春通过对近 10 年冷灸疗法的临床应用文献进行研究，总结了此方法在呼吸系统，消化系统，神经系统，骨、关节疾病及痛症等疾病上的临床运用。胡飞等人的《冷灸疗法应用于骨伤科的研究现状》以及智勇等人的《冷灸疗法研究进展》等文献也介绍了冷灸疗法的临床治疗研究现状与研究进展。

据国家卫健委《2021 年我国卫生健康事业发展统计公报》数据显示，我国目

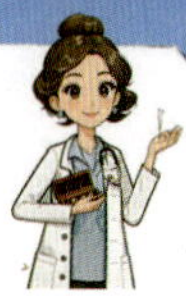



前中西医比例约为1∶6。西医的科学性和普效性已被广泛认可，而中医药的伟大历史作用和重要现实意义同样不容否认。两者各具优势，但长期以来，医疗领域普遍存在重西医轻中医的现象，中医地位不断下降，中医医院存在西医化倾向，绝大多数都是中西医“结合”医院。就整体国情而言，中医灸法的临床使用人群十分有限，而冷灸因其自身存在的缺陷，即使在中医领域，更多被用于“三伏灸”等冬病夏治的预防保健。

## 二、传统冷灸疗法缺陷

根据现有文献与临床研究报道，采用冷灸疗法治病或保健时，所选择的中药几乎都是植物药（如白芥子）或动物药（如斑蝥）等，导致皮肤发泡损伤的概率较大，给患者带来痛苦，成为患者中止与拒绝冷灸疗法的重要原因之一。但现代临床研究并未能证实皮肤反应强度与疗效的相关性。因此，寻找更适合的穴位刺激物，如矿物中药等，成为改善传统冷灸法“皮肤发泡”缺陷的方向。

## 三、冷灸疗法展望

在传统冷灸法常用的动、植物中药中尚无合适选择的情况下，以矿物中药（如石膏、黑泥等）作为无热源刺激穴位材料，或选择其化学成分（如钙、镁、硅等化合物）类似的矿物纳米材料制成膏、饼、泥等剂型以实现冷灸疗法，成为新的研究方向。

对艾灸法作用机理的深入研究后发现，除热刺激外，红外线物理因子是艾灸疗效的作用机理之一。特别是隔物灸（隔姜灸、隔蒜灸及隔附子饼灸）点燃过程中的光谱与人体发射的平均归一化光谱有着惊人的一致性，辐射峰几乎和人体穴位辐射一样都在7.5 μm附近。红外线的非热效应包括红外辐射作用于机体后引起细胞产生的光生物物理、光化学和光生物化学等一系列的复杂反应和红外辐射共振作用。“共振效应”可刺激穴位发挥冷灸疗效，这为创新冷灸的研发与临床应用提供了理论依据。

穴位理疗贴是现代冷灸疗法的代表之一，其创新性地传承了针灸的穴位理疗技艺，采用穴位理疗贴为载体，代替银针与艾灸条，通过“生物场效应”与“穴位经络效应”发挥理疗作用。作为针灸非艾灸法、中医适宜技术、非药物疗法的一种，穴位理疗贴避开了针刺的创伤与艾灸条燃烧产生的烟雾以及因操作不当可能引发的烫伤风险，以不同形式开展针灸，仍能发挥针灸的神奇疗效。

## 四、穴位理疗贴的优势

### 1. 疗效确切

穴位理疗贴硬膏接触穴位后可释放生物波，即 6~15 μm 红外线，因其与人体匹配产生共振效应，犹如无数根银针刺激穴位；而红外热效应又类似温灸。不使用药物，延续了针灸技艺物理刺激穴位的特征，对疑难病症效果显著，如灸天突穴治疗过敏性咳嗽，贴敷内关穴有效缓解心慌、失眠症状，更适合慢性病患者的长期治疗。

### 2. 携带便捷

直径 1.5 cm 的硬膏易于覆盖穴位，用胶布固定于穴位，类似贴敷膏药的形式，简单方便，可随身携带、自我使用；大众易于接受，易于传习；有利于养成非药物治病与保健习惯，避免或减少药物不良反应，提高生活质量。

### 3. 创伤较小

生物波穿透力极强且不损伤正常细胞，对血液循环差、用药效果不佳的病症疗效显著，如腱鞘炎、椎间盘突出症、足跟无名痛等。

### 4. 安全性高

理疗硬膏所释放的生物波与人体匹配，其能量不超出人体耐受强度。此外，传统灸法涉及艾草燃烧，容易出现烧伤、烫伤等现象。而冷灸法不涉及明火和高温操作，更适合皮肤敏感或耐受力低的患者。

### 5. 无烟无尘

冷灸法无需燃烧艾草，消除了烟雾和异味，避免了烟尘对施灸医师和患者呼吸道的刺激和环境污染，使治疗过程更加清洁，令患者体验感更加舒适。

在化学药物不良反应对人们健康造成日益严重损害的今天，冷灸疗法作为中医非药物疗法有其自身的特点与优势，其作用于“穴位”及采用非药物物理治疗的“理疗”属性和“简单、方便、安全、有效”的特点，将成为人们乐于接受并主动用于治病和养生保健的传统疗法。

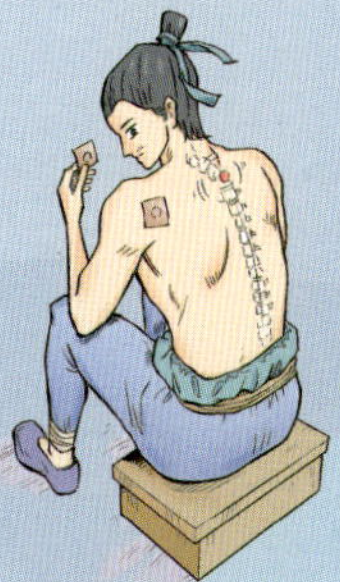

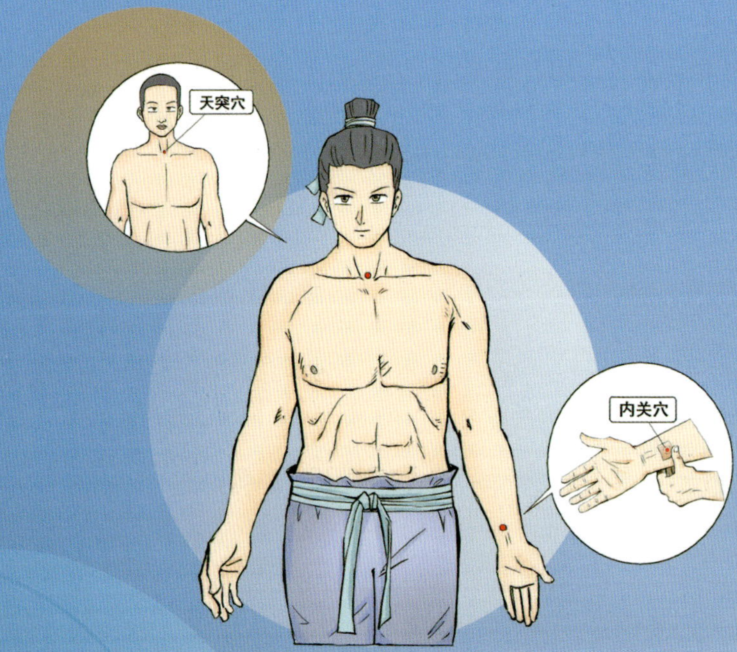
天突穴
内关穴

## 第二章

# 冷灸疗法的创新性传承

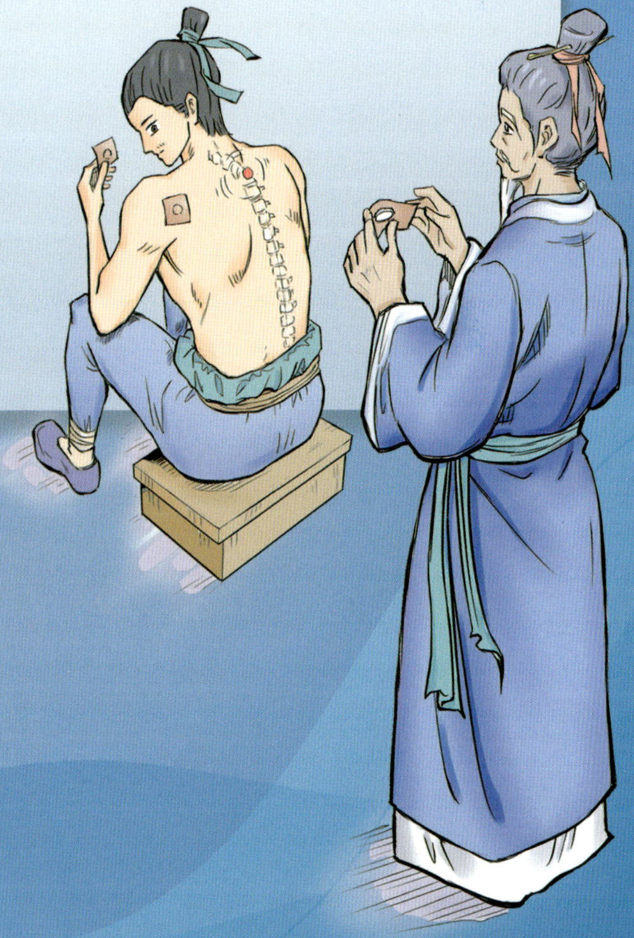

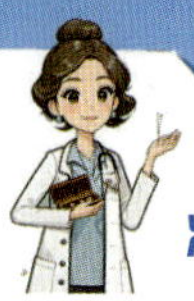



# 第一节　作用原理

## 一、红外线、生物波及其类针灸效应

人体是一个天然的辐射源，人体内生物大分子氢键振动和三磷酸腺苷（ATP）分子中高能磷酸键所释放的能量可以影响人体的红外吸收（ATP 是细胞代谢、活动、分裂所必需的能量），其能量的红外光谱范围主要集中在 2.5～4.0 μm 及 5.6～15 μm；远红外辐射材料，如二氧化硅（$SiO_2$）、二氧化钛（$TiO_2$）、碳化硅（SiC）等金属氧化物，以及硫化物、硼化物和硒化物等均存在极强的极性振动，在远红外光谱区表现为极强的振动吸收峰（带），因此决定了远红外辐射材料的高辐射特性。

人体既是远红外线的接受体，也是远红外线的发射体。根据现代热辐射吸收的理论，当物质的吸收光谱与辐射光谱一致时达到最佳吸收。人体通过辐射吸收后，使表皮温度升高并不断向皮下组织传递，使该处血管扩张，血流加速，局部血液循环得到改善，增强血液的物质交换，为病灶提供有利于康复的重要生化反应的动力和营养，加速代谢，改善免疫功能，促进康复。

## 二、生物场效应与穴位经络效应

穴位理疗贴通过生物场效应与穴位经络效应发挥理疗作用。当与穴位皮肤接触后，理疗贴硬膏中功能材料通过吸收环境能量而发射波长 6～15 μm 的远红外线（也称生物波，属于物理场效应之一）。因该波段远红外线与人体产生的红外线（波长 3～50 μm，其中 60% 介于 6～14 μm 之间，属生物场效应之一）相匹配而产生“生物共振”效应，从而激发穴位局部生物大分子或细胞产生更多的激发能和较大的生物场与信息流，并以孤立子波形式在经络中传递，使得经络网络更通畅，能量与信息传输更迅速、顺利，有效改善微循环，加速新陈代谢，增强细胞活性，改善微环境免疫。当这种“生物共振”效应持续作用于人体穴位时，通过经络传导可对相应的病症发挥理疗作用。

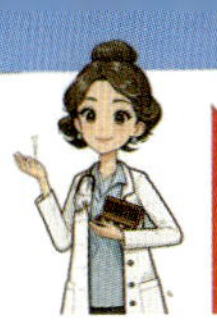

## 三、生物波共振与频谱

频谱是频率谱密度的简称，是频率的分布曲线。复杂振荡可分解为振幅不同和频率不同的谐振荡，这些谐振荡的幅值按频率排列的图形叫作频谱。把光振动分解成的频谱称为光谱。共振是指具有相同固有频率的两个物体，因其中一个振动引起另一个也振动的现象；在物体做受迫振动的过程中，当驱动力的频率与物体的固有频率接近或相等时，物体的振幅因共振而增大。

穴位理疗贴硬膏中功能材料产生的生物波其频率是固定的，推测其通过“生物共振”调节并使频率异常的病变细胞恢复正常的振动频率（组织细胞功能恢复）也是其发挥理疗作用的机理之一。这可解释穴位理疗贴对血液循环较差的部位病变具有良好疗效，如腱鞘炎、中耳炎、颞颌关节炎、肌腱炎、椎间盘突出症等。

# 第二节　结构成分与技术参数

## 一、结构成分

穴位理疗贴由硬膏、医用胶布和隔离纸构成。硬膏是冷灸疗法的功效部件；医用胶布作用是将硬膏粘贴在皮肤上，固定于穴位或局部病灶。

硬膏主材包括：氧化钙（CaO）、二氧化硅（$SiO_2$）、二氧化钛（$TiO_2$）、二氧化锆（$ZrO_2$）、三氧化二铝（$Al_2O_3$）等。

## 二、技术参数

核心参数：温度变化可激发硬膏表面释放主波 6~15 μm 波长的远红外线，其发射强度大于 0.85 法向比。

次要参数：温度、压力变化可激发硬膏表面产生一定强度的瞬间微电流等生物场效应。

# 第三节　适用范围与临床用途

穴位理疗贴的研发宗旨在于传承中医针灸疗法的精髓与灵魂，即通过刺激穴位发挥“穴位经络效应”来实现治病与保健作用，并体现其“理疗属性”。穴位理疗贴的硬膏设计便于覆盖穴位，非专业针灸师也可自行使用。临床实践表明，针灸对近百种病症有较好或很好的疗效。理论上，穴位理疗贴同样适用于针灸有效的病症。

## 一、适用范围的中医表述

针灸通过针刺穴位或灸穴位的方法，疏通经络、调和阴阳、调理气血、扶正祛邪，从而发挥治病防病的作用，是一种纯物理治疗方法。

### （一）疏通经络

中医认为，人体的许多疾病往往是由于经络淤阻引起的。经络不通，人体就会出现肿胀、麻木、疼痛等症状。“痛则不通、通则不痛”是中医对痛症病因、发病机理的高度概括，而针灸则能够疏通经络，令经络畅通，从而使气血运行正常。

### （二）调和阴阳

阴阳平衡是人体保持正常生理状态的根本保证，如果阴阳平衡失调，就会导致机体脏腑功能失调，引发疾病。针灸可调整人体阴阳的偏盛或偏衰，使二者相互协调，恢复其相对平衡的生理状况。

### （三）调理气血

人之生以气血为本，人之病无不伤及气血。因此，“治病之要诀，在明气血”（《医林改错》）。所谓调和气血，是根据气和血的不足及其各自功能的异常，以及气血互用的功能失常等病理变化，采取“有余泻之，不足补之”的原则，使气顺血和，气血协调。针灸可以调理气血。

### （四）扶正祛邪

《黄帝内经》中记载，“正气存内，邪不可干；邪之所凑，其气必虚”。正气是人体抵御疾病的重要力量，而邪气是导致疾病的原因之一。针灸刺激穴位可以扶助正气，增强身体的抵抗力，从而达到祛除邪气的作用。例如，人体脾脏喜燥恶湿，被湿邪侵犯后，很容易影响消化功能。夏季时通过针灸的手法培补脾胃，有健脾化湿的作用，帮助我们远离腹泻、腹痛、腹胀等症状。三伏贴是人们熟知的冬病夏治疗法之一，贯彻了中医的“春夏养阳，秋冬养阴”理念。冬季寒气较盛，人体在冬季因受了寒邪而引起的疾病，在冬季无法从根本上消除。到了夏季，人体阳气充盛，此时可去除体内的寒邪。而穴位理疗贴则可以帮助激发人体的经气，起到治病防病的作用。

## 二、适用范围的现代医学表述

安徽针灸临床学院研究证实，胶质细胞构成了神经元细胞和微血管细胞间的生物电信息传导通路。胶质细胞对毛细血管的包绕，并与内皮细胞紧密相连接，有利于细胞的电信息传递。对神经元的包绕是神经接收细胞电信息的功能作用，也是神经接收针刺穴位产生的细胞功能改变信息（经气）的功能作用。

针灸刺激穴位可触发局部细胞功能信息改变；与局部微循环血流量改变相互影响，微循环检测可作为判断针灸效应的客观指标之一。经络的循经感传现象可以通过微循环血流量的变化来客观检测，而现代医学对针灸的作用也可简单地表述为促进穴位局部血液循环，这是针灸刺激穴位后的可测量指标。

### （一）促进局部血液循环

在现代医学中，微循环障碍是多种常见疾病的病理基础。促进与改善局部血液循环将对相关病症发挥康复治疗与保健作用的功效。这不仅仅是对局部病症有效，经络的循经感传现象——穴位经络效应，是通过刺激相应穴位治疗脏腑病症的理论依据，也是针灸疗法治百病的机理。

穴位理疗贴通过“生物共振效应”作用于体表穴位，促进局部血液循环，对局部病症产生治疗或辅助治疗作用；通过“穴位经络效应”的经络循经感传对相应的脏腑病症发挥治疗、辅助治疗或保健作用。

### （二）抗炎、消肿和止痛

炎症是具有血管系统的活体组织对损伤因子刺激所发生的防御反应，表现为红、肿、热、痛和功能障碍。局部肿痛与功能障碍影响正常生活，是患者需要急迫解决的问题。抗炎、消肿和止痛的作用就是阻止或改善炎症反应，减轻病症带来的痛苦，促进功能障碍的康复。

血管反应是炎症过程的中心环节，促进与改善局部血液循环是治疗肿痛与改善功能障碍的基础。炎症的治疗包括针对病因的对因治疗与针对症状的对症治疗。

## 三、临床用途

### （一）中医症候

适用于针灸有效的多种病症。

根据针灸原理，穴位理疗贴作为物理刺激穴位的治疗手段，理论上，凡是非器质性、不需要做手术的疾病均有效，对几乎所有的疾病都有辅助治疗作用。主要适用于以下三类病症：

#### 1. 脏腑功能紊乱、阴阳失衡

通过脏腑协调、阴阳调和气血的作用，可治疗内脏功能紊乱的疾病，如更年期综合征、心血管神经官能症等。

#### 2. 痛证

通过疏经通络、调和气血，改善微循环、活血化瘀，治疗痛证，如颈椎病、腰腿痛、偏头痛、肋间神经痛、坐骨神经痛、足跟无名痛等。

#### 3. 虚损疾病

通过针灸的补阳作用，可治疗肺经虚寒引起的过敏性鼻炎、哮喘等疾病，以及女性宫寒、脾胃虚寒引起的腹痛、腹泻、胃痛等。三伏贴最为人们熟知，而穴位理疗贴并没有季节性要求，可随时使用。

### （二）现代医学诊断

适用于微循环障碍相关的疾病和炎症性疾病。

炎症是一个较广泛的概念，按病因可分为感染性炎症与非感染性炎症，按部位则可出现在局部或全身；微循环障碍涉及人体各系统。研究表明，亚健康、疾病、衰老都与微循环功能障碍有关。

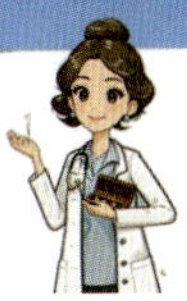

# 第四节 使用方法与注意事项

## 一、使用方法

将圆柱形理疗硬膏直接贴敷局部病灶或阿是穴（压痛点），或依据中医针灸取穴原理选穴贴敷。

### （一）贴敷操作与选穴

清洁局部皮肤，确定贴敷的部位或穴位的位置，将圆柱形硬膏对准穴位或局部病灶粘贴于皮肤。根据病情需要选择单一穴位或多个有效穴位同时贴敷治疗。

### （二）穴位数量与时间

根据病症治疗需要确定贴敷穴位的数量，疗效随相关有效穴位数量的增加以及持续时间的延长而增强。建议单次贴敷持续时间不低于 2 小时，最好在 6 小时以上。急性病症贴敷持续 30 分钟至 2 小时即可见效；慢性病症持续 1~3 天见效。如无胶布过敏且硬膏未因汗湿变软，建议持续 24~48 小时更换；也可根据病症缓解情况，持续 2~4 小时后随时揭下，需要时重新贴敷即可。

## 二、注意事项

### （一）一般注意事项

穴位理疗贴硬膏对皮肤无致敏性、无刺激性。目前唯一已知的不良反应为敏感人士局部皮肤对医用胶布的轻度过敏症状，如接触胶布的局部皮肤轻度发红或发痒等，一般不影响使用。患者可根据自己意愿决定“停用”或“继续试用”；严重过敏者应停止使用，必要时及时就医对症治疗。

### （二）减少过敏反应措施

#### 1. 部位

人体不同部位皮肤对医用胶布敏感性不同。缩短使用时间、间隔数小时至 1~2 日再贴敷同一穴位，或选择不同的有效穴位交替贴敷，均有利于减少对医用胶的过敏反应。

2. 胶布

对于皮肤稚嫩部位，如颈前、腹部或小儿皮肤等，除缩短连续使用时间外，可减少皮肤接触面积，如用剪刀适当剪小胶布，以能够固定硬膏于穴位为宜，也可在贴敷前取少量润肤露涂抹局部，待局部皮肤表面干燥后再贴敷，以利于减少局部皮肤对医用胶的反应。

### （三）硬膏时效及特性

穴位理疗贴的疗效可持续 24~48 小时。以硬膏的干燥度与硬度判定产品是否需要更换。一般夏天时间缩短，冬天时间延长。局部皮肤出汗易使硬膏吸湿软化，且皮肤也易对医用胶过敏。因此，使用本品时应尽量避免大量出汗。使用数小时后，如发现硬膏吸汗潮湿后显著变软或松解，则疗效减弱，建议更换新贴；或连胶布一起小心揭下后放置于清洁干燥处，待硬膏干燥变硬后小心撕下硬膏，更换新胶布再使用。需注意不要污染硬膏表面，以免降低疗效。

### （四）慎用停用人群

对医用胶过敏人士慎用。如接触胶布的局部皮肤出现对医用胶严重过敏或刺激症状严重时，应停用，必要时就医。

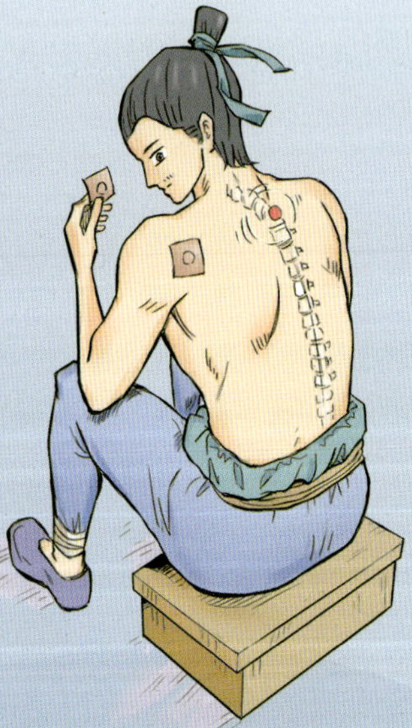

# 第三章

# 常见病的冷灸疗法

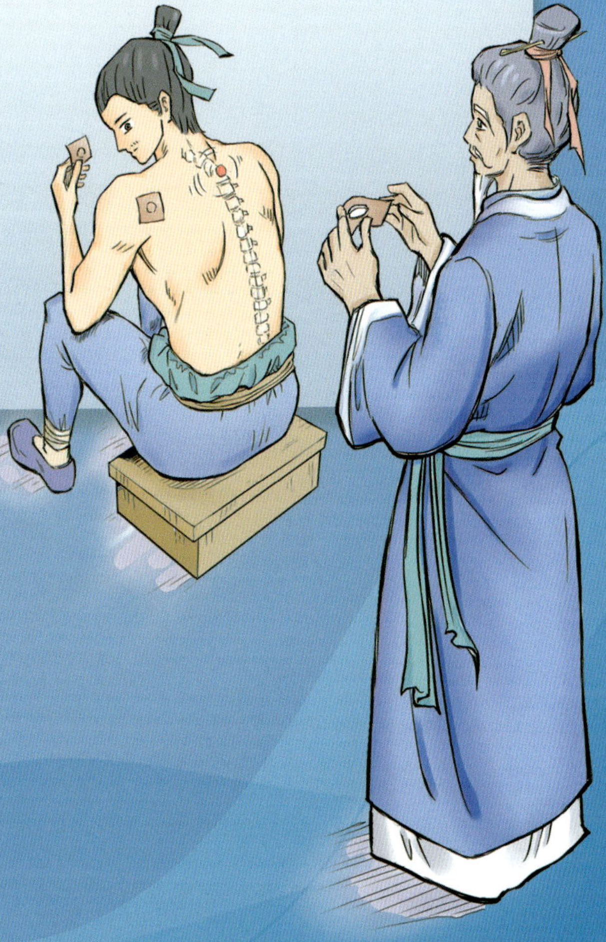

# 第一节　呼吸系统疾病

## 一、过敏性鼻炎

### （一）疾病概述

过敏性鼻炎又称变态反应性鼻炎，是一种由基因与环境相互作用而诱发的鼻黏膜非感染性炎性疾病，各年龄段均可发病，多呈季节性发作，严重时可常年发病。主要临床症状为鼻痒、喷嚏、流清涕和间歇性或持续性鼻塞等。经常感冒或劳累导致体质下降、季节性花粉等是常见诱因。变态反应性鼻炎一般发生在过敏性体质的人群，临床诊断并不困难，患者常四处就医甚至多年未得良策，生活质量较差。

### （二）穴位治疗

穴位理疗贴贴敷两侧鼻背部可显著缓解喷嚏、流清涕和鼻塞等症状，一般10分钟即可见效。持续贴敷1~2小时或症状控制后可揭下，需要时更换胶布重新贴敷。1个疗程为7~14天，按疗程贴敷可临床痊愈或减少复发。严重者需长期或经常贴敷治疗以控制症状，提高生活质量。

过敏性鼻炎是全身免疫系统紊乱的局部反应，因此，积极参加体育活动、合理饮食与营养均衡、劳逸结合以及良好的睡眠和心理健康等，对改善体质与控制病情均十分重要。除鼻背部贴敷外，还可选择太阳穴（附录图B.6）、印堂穴（附录图B.21）缓解头昏脑胀的症状；足三里穴（附录图B.22）属足阳明胃经，具有调理脾胃、补中益气、扶正祛邪的作用，按疗程贴敷可调理体质。

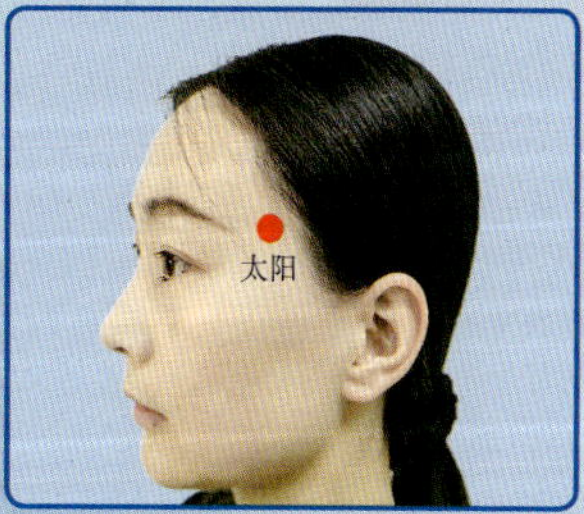


太阳穴

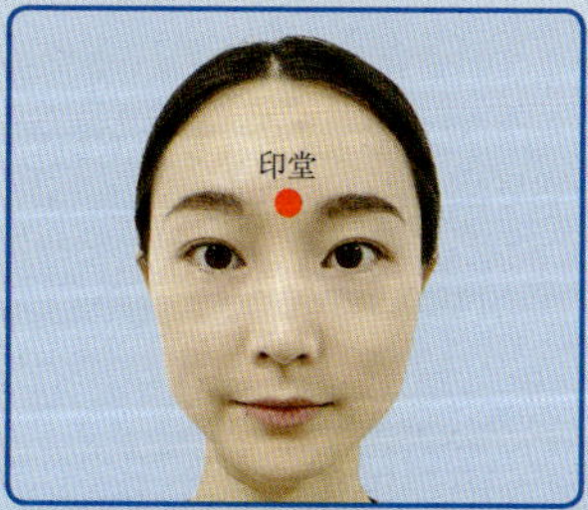


印堂穴

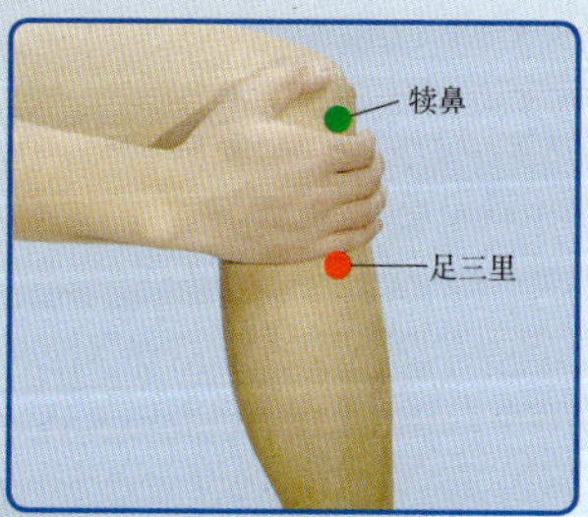


足三里穴

## 二、过敏性咳嗽

### （一）疾病概述

过敏性咳嗽又称变应性咳嗽，多为阵发性刺激性干咳，偶尔伴有少量稀薄痰液，是我国常见的呼吸道疾病之一，约占 13.2%。病因尚不明确，如果未及时治疗，往往迁延不愈，属于难治性咳嗽的种类之一。

### （二）穴位治疗

西医临床常用糖皮质激素及抗组胺药物治疗，中医治疗包括中药调整体质、针灸及穴位贴敷治疗。

穴位理疗贴贴敷对控制咳嗽症状效果显著，常用穴位有天突穴（附录图 B.1）、璇玑穴（附录图 B.2）、华盖穴（附录图 B.3）。轻症可仅贴敷天突穴，一般 5~10 分钟见效，每次持续贴敷 4~8 小时，也可 24 小时更换。在咳嗽症状控制后可随时揭下，需要时更换胶布重新贴敷。一般 2~6 周可痊愈，顽症则需要长期使用或经常性贴敷，但使用频次会逐渐减少。

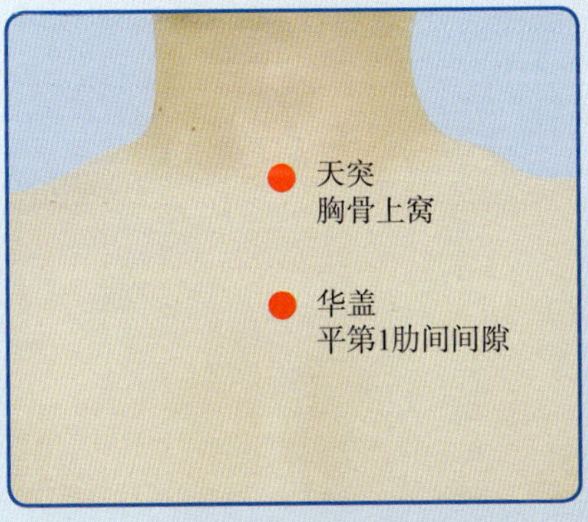


天突穴、华盖穴

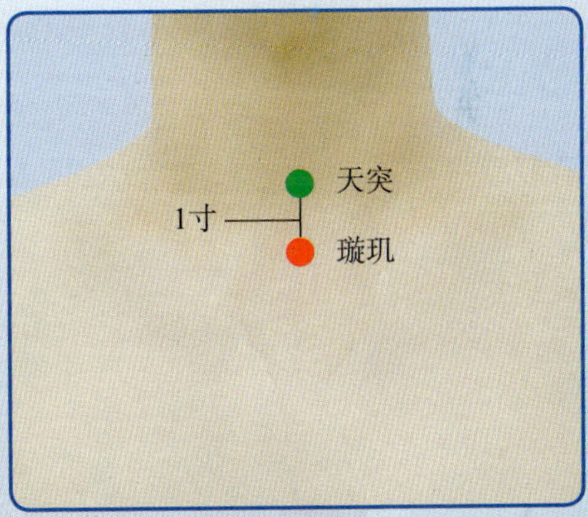


璇玑穴

## 三、急性咽炎

### （一）疾病概述

急性咽炎各年龄段均易发，常见症状有咽部发痒、异物感、咽痛、刺激性咳嗽及灼热等。小儿急性滤泡性咽炎由咽部急性感染引起，多见于1~7岁小儿，同一患儿可多次发病。成人急性咽炎多由病毒性感冒引起，滥用抗生素不仅无效，还易造成细菌耐药及不良反应。咽部涂药法、含片疗法、含漱疗法、雾化吸入疗法、喷雾疗法及等离子治疗等局部治疗对于缓解咽部症状均有效，但以含片疗法最为常用。

### （二）穴位治疗

使用穴位理疗贴贴敷，可迅速缓解咽炎症状，无创伤、无不良反应，方便治疗、提高患儿治疗顺应性、减轻痛苦以及提高生活质量。在临床上，可在抗感染、抗炎、抗过敏治疗的基础上，联合应用穴位敷贴法，进而发挥最大疗效。

常用穴位有天突穴（附录图B.1）、璇玑穴（附录图B.2）、华盖穴（附录图B.3），伴有咽喉肿痛时可加用扶突穴。一般半小时内见效，疗程3~5天，每次贴敷2~6小时，如无局部皮肤过敏不适，可延长贴敷时间或持续贴敷，24小时更换一次。根据咳嗽、咽痛等症状的控制情况，可随时揭下并在需要时重新贴敷，直至临床痊愈。

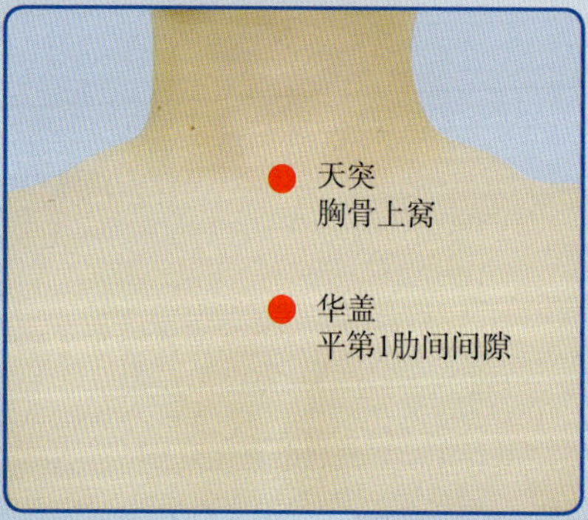


天突穴、华盖穴

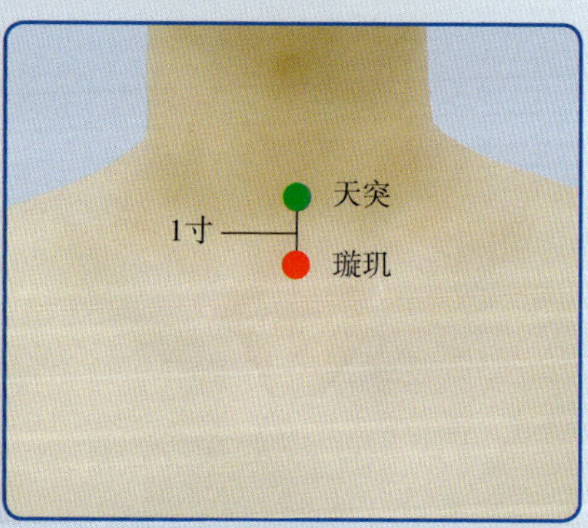


璇玑穴

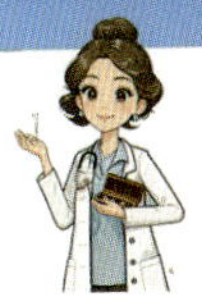

## 四、慢性咽炎

### （一）疾病概述

慢性咽炎各年龄段均易发，常见症状有咽部发痒、异物感、声音粗糙嘶哑或失音、刺激性咳嗽等。慢性滤泡性咽炎可由粉尘、有害气体的刺激，或长期张口呼吸、流鼻涕刺激咽部等引起；慢性增生性咽炎则为咽部黏膜、黏膜下及淋巴组织的弥漫性炎症，病程长，症状顽固且易反复发作，占耳鼻咽喉科门诊的25%以上，多见于长期吸烟、饮酒或从事教师、销售等职业的人群；慢性鼻炎、鼻窦炎的患者可因分泌物刺激咽部而引发咳嗽等症状。

### （二）穴位治疗

慢性咽炎抗生素治疗效果不佳，且无助于迅速缓解症状。咽部涂药法、含片疗法、含漱疗法、雾化吸入疗法、喷雾疗法及等离子治疗等局部治疗对于缓解咽部症状均有效。

穴位理疗贴贴敷穴位对控制咽痒、咳嗽、异物感等症状疗效显著，但因个体差异及病情严重程度不同，临床疗效也存在差异，但多数患者反馈效果良好。慢性咽炎的症状顽固且易反复发作，因此为控制症状常需经常使用。一般每疗程7~10天，也可在症状控制后即停止使用，需要时随时再用。建议每次持续贴敷6小时以上，如无局部皮肤过敏不适，每24小时更换一次，直至症状消失。持续半年以上的连续使用，可减少刺激性咳嗽等症状的复发频次，并减轻症状。常用穴位有天突穴（附录图B.1）、合谷穴（附录图B.11）、列缺穴（附录图B.23）、照海穴（附录图B.25）、涌泉穴（附录图B.26）。以天突穴最为常用且见效快。

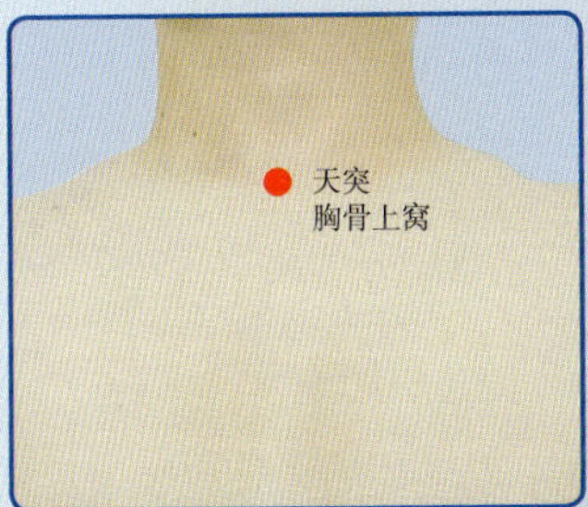


天突穴

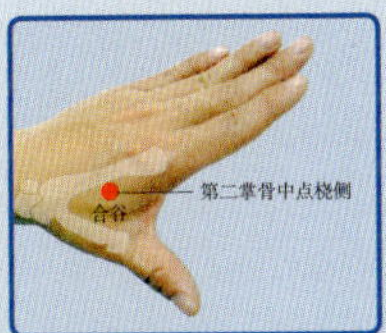


合谷穴

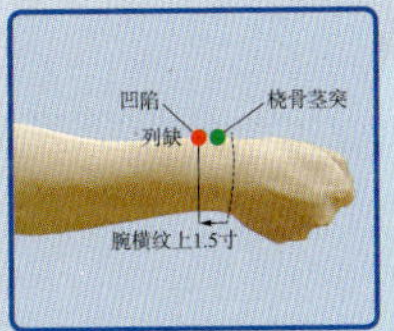


列缺穴

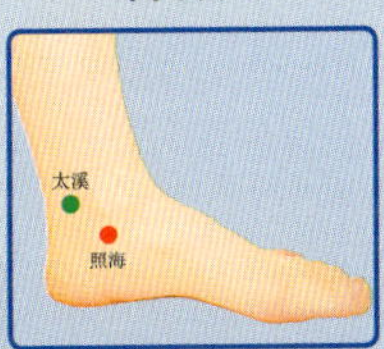


照海穴

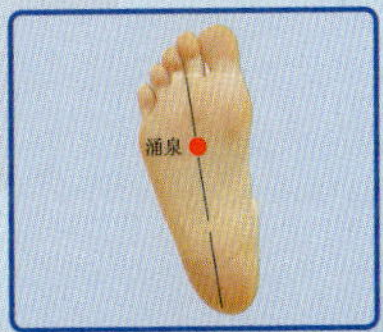


涌泉穴

## 五、慢性喉炎

### （一）疾病概述

慢性喉炎是指喉部黏膜的慢性非特异性炎症，多因急性喉炎反复发作或未彻底治愈迁延而成。长期用嗓过度、鼻咽部及鼻部的炎症病灶、长期用口呼吸、喜好烟酒或长时间暴露在空气污染环境中，以及内分泌失调、免疫力下降等全身性疾病都是诱发或加重因素。患者常伴有慢性咽炎，慢性喉炎以声音嘶哑、喉部分泌物增加、喉部不适发痒、干咳为主要表现，持续 3 个月以上，经医院喉镜检查结合病史可明确诊断。

### （二）穴位治疗

中医认为慢性喉炎是耗伤津血、阴阳失衡、虚火上炎所致，治疗宜养阴生津。因此，“清肺中虚火，滋肾中阴液”是慢性咽炎的重要中医治法。穴位理疗贴对改善症状效果明显，常用穴位有天突穴（附录图 B.1）、列缺穴（附录图 B.23）、照海穴（附录图 B.25）、鱼际穴（附录图 B.52）。贴敷天突穴对声音嘶哑、发痒、干咳等症状最快 15 分钟见效，如无局部皮肤过敏不适，建议持续贴敷 24 小时，每天更换 1 次，7 天 1 个疗程。也可根据个人情况间断贴敷，如持续 2~4 小时后揭下，需要时再贴敷。

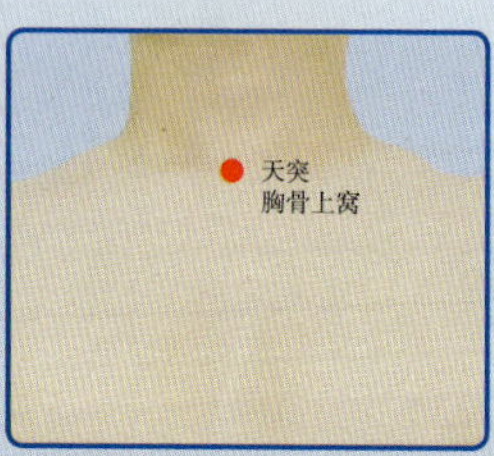

天突穴

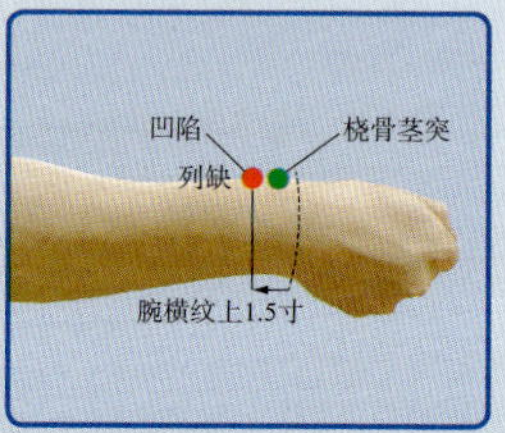

列缺穴

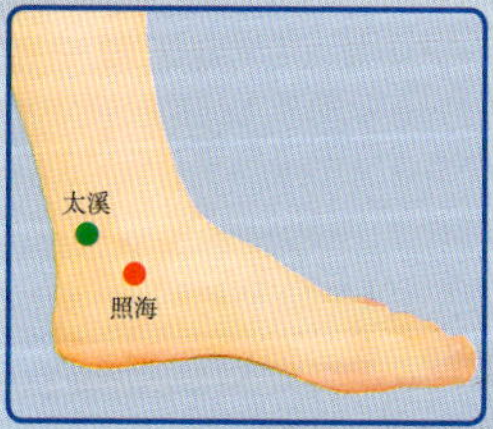

照海穴

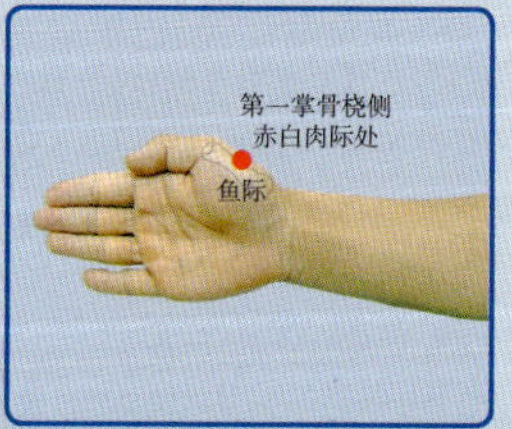

鱼际穴

## 六、急性支气管炎、哮喘

### （一）疾病概述

急性支气管炎和哮喘在症状上有相似之处，如咳嗽、咳痰与喘息，但两者有很大区别，前者在急性期时伴有发热，喘息不严重；后者则主要表现为胸闷、喘鸣，或合并呼吸困难症状。病因方面，急性支气管炎多由感染所引起，而哮喘主要与过敏有关。当然，上呼吸道感染也可能导致哮喘加重。

### （二）穴位治疗

治疗包括抗感染或抗过敏对因治疗与对症治疗。针对咳嗽、咳痰与喘息症状，药物与非药物治疗各有优势，联合应用中西医疗法将发挥更好的疗效。

使用穴位理疗贴贴敷定喘穴可有效止咳平喘。常用穴位有天突穴（附录图B.1）、华盖穴（附录图B.3）、膻中穴（附录图B.13）、定喘穴（附录图B.59）。一般贴敷数分钟即可见效，咳嗽、哮喘症状缓解。如有胸闷症状，贴敷双侧内关穴（附录图B.4），一般15分钟左右见效。

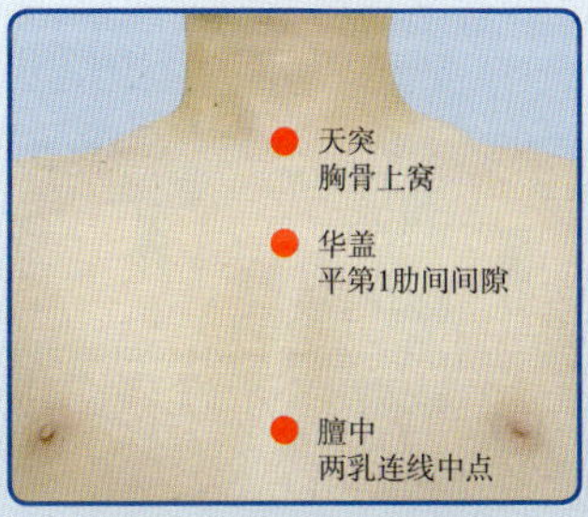


天突穴、华盖穴、膻中穴

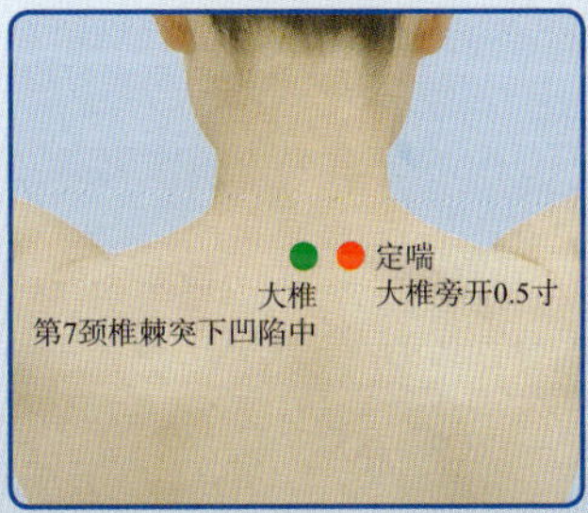


定喘穴

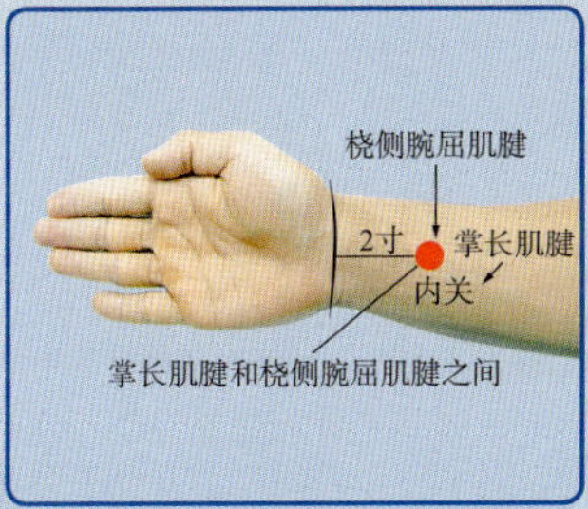


内关穴

## 七、慢性支气管炎

### （一）疾病概述

慢性支气管炎也称老慢支，多因病毒和细菌反复感染形成支气管的慢性非特异性炎症。当气温下降、呼吸道小血管痉挛缺血、劳累等导致防御功能下降时，易致急性发作。厨房油烟、大气粉尘、吸烟或二手烟等刺激以及过敏原均可成为诱因。

### （二）穴位治疗

健康的生活方式有利于预防急性发作与病情控制。在医院正规治疗的同时，采用穴位理疗贴贴敷可增加疗效，也可增强机体免疫力，减少发作与药物的使用，减轻药物不良反应，并控制咳嗽气喘症状。可选择天突穴（附录图 B.1）、璇玑穴（附录图 B.2）及华盖穴（附录图 B.3）等；为增强免疫力，可选择中脘穴（附录图 B.8）、足三里穴（附录图 B.22）、气海穴（附录图 B.27）、关元穴（附录图 B.28）、三阴交穴（附录图 B.29）、曲池穴（附录图 B.30）、大椎穴（附录图 B.62）等。

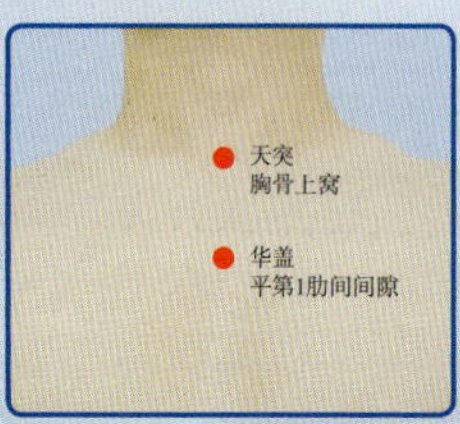

天突穴、华盖穴

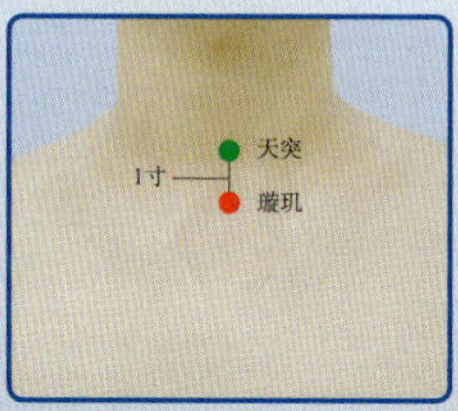

璇玑穴

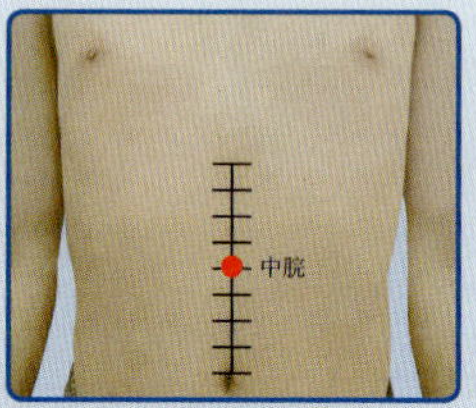

中脘穴

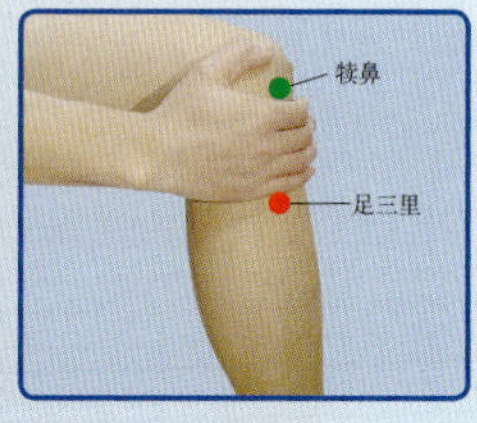

足三里穴

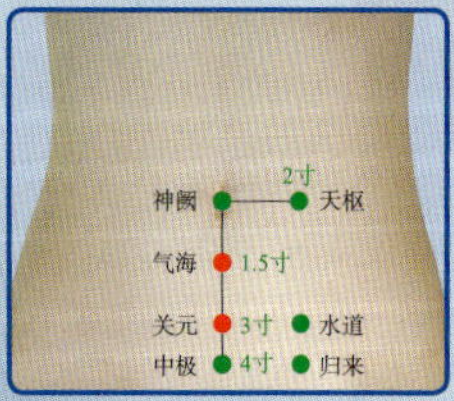

气海穴、关元穴

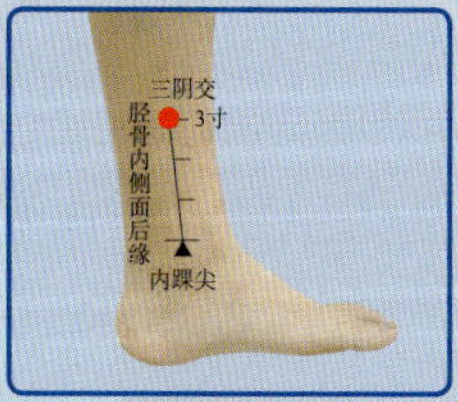

三阴交穴

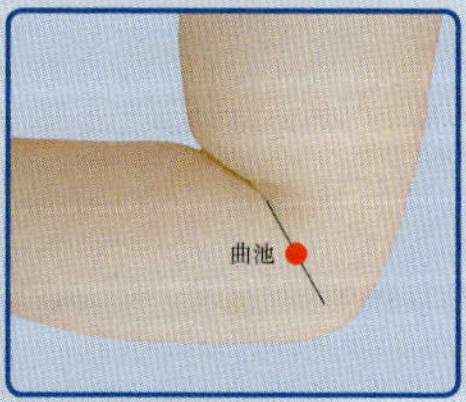

曲池穴

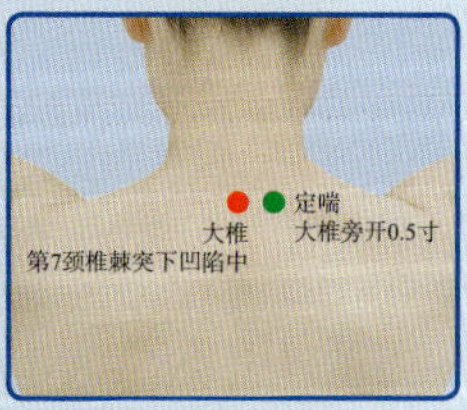

大椎穴

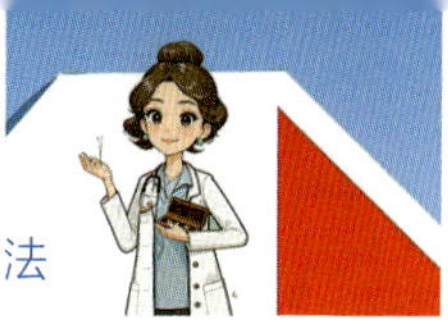



# 第二节　心脑血管疾病

## 一、高血压

### （一）疾病概述

高血压是一种常见的心脑血管疾病，是全球范围内的重大公共卫生难题。高血压分为原发性高血压和继发性高血压两种，原发性高血压是以血压升高为主要临床表现的一种全身性慢性疾病，是病因不明、伴或不伴有多种心血管危险因素的综合征，占高血压患者的 95% 以上。

### （二）穴位治疗

虽然高血压的药物治疗大部分能控制血压，但患者常伴有头晕、头痛、心悸、胸闷、睡眠障碍及纳差等不适症状，一定程度上影响了患者的治疗依从性、疗效以及生活质量。

穴位理疗贴治疗在缓解与改善不适症状方面具有一定优势，患者可自行贴敷。可改善头晕、头痛、心悸、胸闷、睡眠障碍及纳差等常见的不适症状，提高生活质量，起到辅助治疗作用。头晕、头痛取太阳穴（附录图 B.6）、阳白穴（附录图 B.7）、中渚穴（附录图 B.24）；心悸、胸闷取内关穴（附录图 B.4）；纳差取中脘穴（附录图 B.8）；改善睡眠取内关穴（附录图 B.4）、神门穴（附录图 B.5）、印堂穴（附录图 B.21）等。

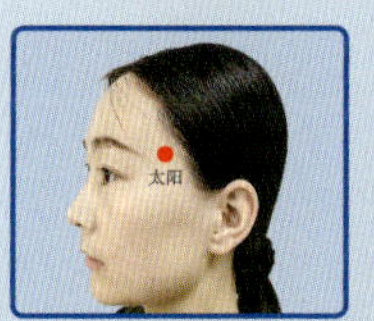


太阳穴

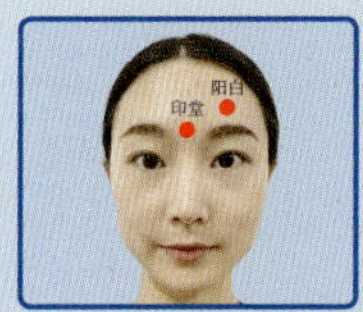


阳白穴、印堂穴

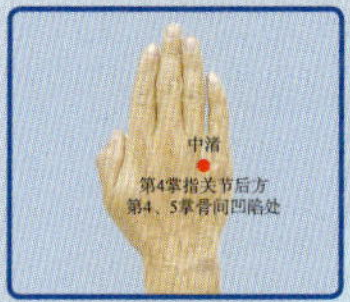


中渚穴

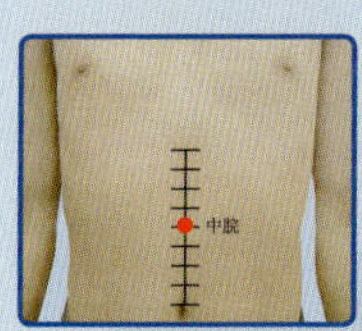


中脘穴

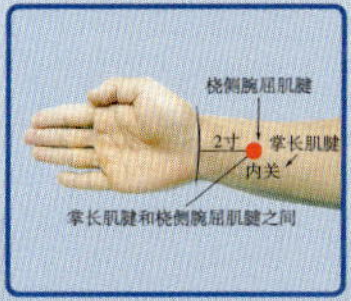


内关穴

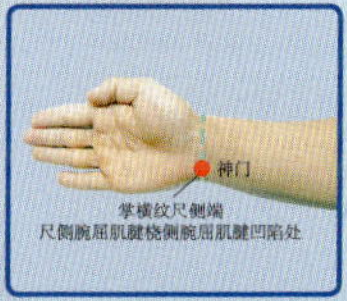


神门穴

## 二、心血管神经官能症

### （一）疾病概述

心血管神经官能症又称心脏神经症，是一种常见的心血管疾病，以血管系统功能失常为主要表现，可兼有神经官能症的其他表现。常见症状有心悸、心前区疼痛、胸闷、气短、呼吸困难、头晕、失眠、多梦等。该病多发生于20~40岁的青壮年，多见于女性，尤其是更年期的妇女。病因尚不清楚，多与焦虑、紧张、神经创伤因素有关。尽管症状表现较重，但没有明显的器质性病变，预后较好。

### （二）穴位治疗

西医以心理治疗为主，药物治疗为辅，积极的体育锻炼与树立战胜疾病的信心均十分重要。中医则重在以中药辨证论治调理体质，针灸对改善症状效果显著。

穴位理疗贴贴敷双侧内关穴（附录图B.4）对改善心悸、胸闷、气短等症状效果显著。失眠、焦虑者可加贴神门穴（附录图B.5），其他症状则选择相应穴位治疗。多数情况下，贴敷内关穴均能够得到有效改善，一般10分钟左右见效，每次持续贴敷2~4小时，也可24小时更换；在心慌等症状控制后可随时揭下，需要时更换胶布重新贴敷。一般7~14天1个疗程，也可根据病情需要，随身携带，随时使用。

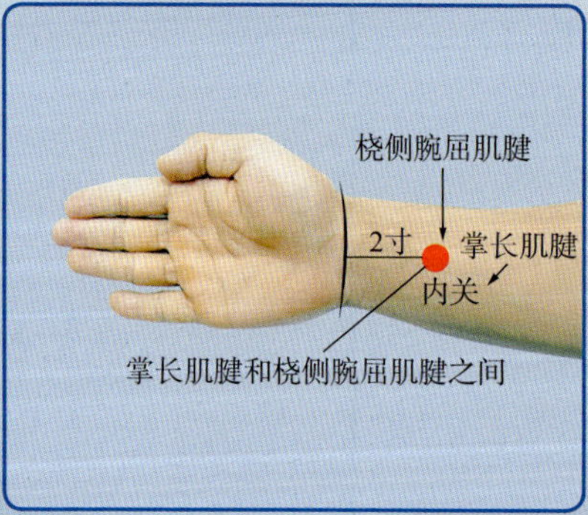


内关穴

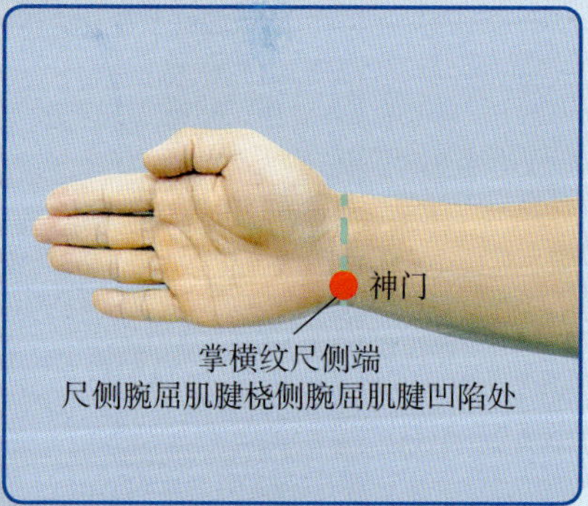


神门穴

## 三、中风后遗症

### （一）疾病概述

脑卒中，俗称中风，包括缺血性脑卒中（脑梗死）和出血性脑卒中（脑实质出血、脑室出血、蛛网膜下隙出血）。中风经规范治疗后仍可能留下一些后遗症，如偏瘫、手脚麻木、焦虑、抑郁、头痛、眩晕等。

### （二）穴位治疗

中风的后遗症种类较多，患者可根据不同病症选择穴位贴敷以缓解不适，作为康复辅助治疗措施，先请中医针灸师进行辨证取穴，按疗程使用。肢体麻木可局部取穴贴敷，焦虑、抑郁取内关穴（附录图 B.4）、神门穴（附录图 B.5）；头痛、眩晕取太阳穴（附录图 B.6）、列缺穴（附录图 B.23）、绝骨（悬钟）穴（附录图 B.47）等。

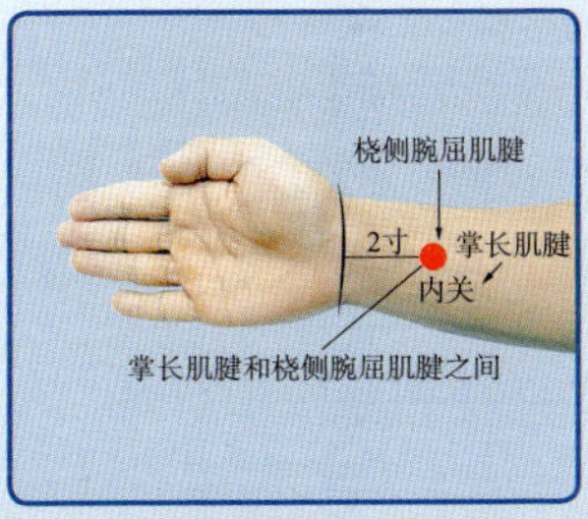


内关穴

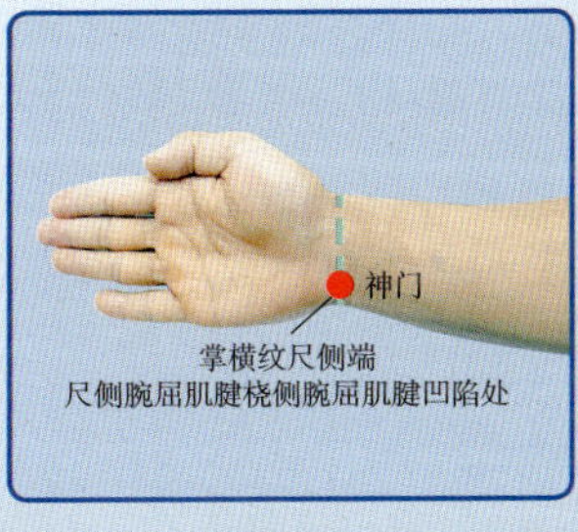


神门穴

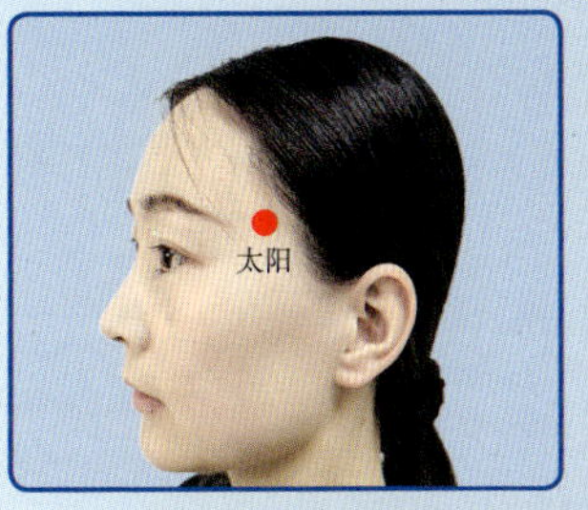


太阳穴

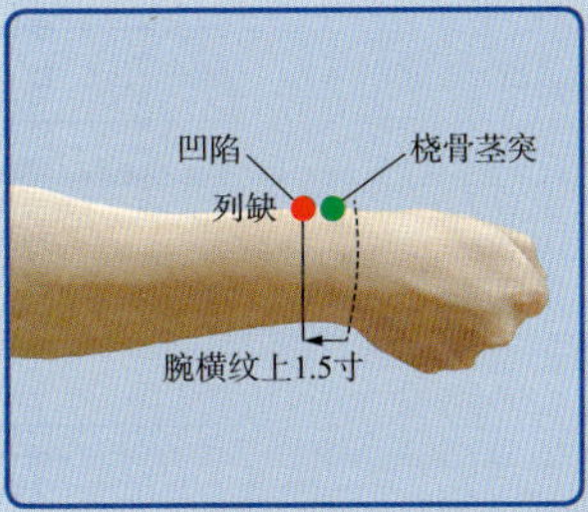


列缺穴

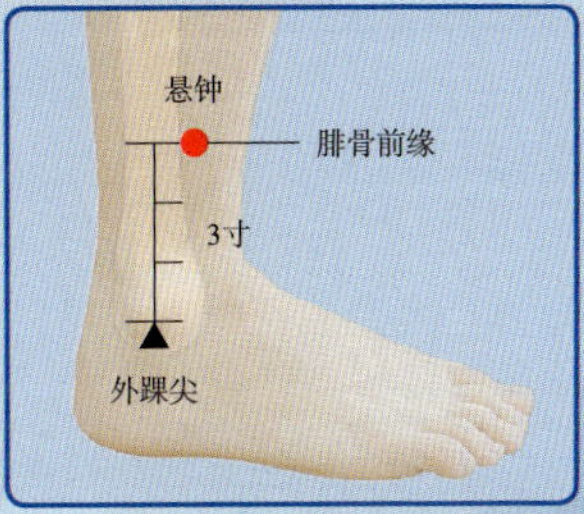


绝骨（悬钟）穴

## 四、偏头痛

### （一）疾病概述

偏头痛是一种常见的慢性神经血管性疾病，多起病于儿童和青春期，中青年期达发病高峰，女性多见，男女患者比例为1∶（2~3），人群中患病率为5%~10%，常有遗传背景。偏头痛是临床最常见的原发性头痛类型，临床以发作性中重度搏动样头痛为主要表现，头痛多为偏侧，一般持续4~72小时，可伴有恶心、呕吐。光、声刺激或日常活动均可加重头痛，安静环境、休息可缓解头痛。

### （二）穴位治疗

治疗策略包括消除、抑制或减轻疼痛及伴随症状的对症治疗、减少头痛发作频度以及减轻头痛的预防性治疗。治疗方法有药物干预及非药物治疗。可选择头部的阿是穴（即压痛点）贴敷，常用穴位有阳白穴（附录图B.7）、印堂穴（附录图B.21）、列缺穴（附录图B.23）、中渚穴（附录图B.24）等，恶心呕吐者可加贴内关穴（附录图B.4）。缓解偏头痛穴位选择方法如下：

#### 1. 轻度偏头痛

①列缺穴（或中渚穴），可加“内关穴”；②阳白穴，或加太阳穴（附录图B.6）；③阿是穴。

#### 2. 中度偏头痛

①列缺穴或中渚穴加内关穴（双侧）；②阳白穴或太阳穴加内关穴（双侧）；③阿是穴。

#### 3. 重度偏头痛

列缺穴、中渚穴、内关穴、听宫穴（附录图B.9）、合谷穴（附录图B.11）、外关穴（附录图B.12）、太阳穴、阳白穴（双侧）、印堂穴；可加头部阿是穴；或遵中医针灸师辨证取穴。

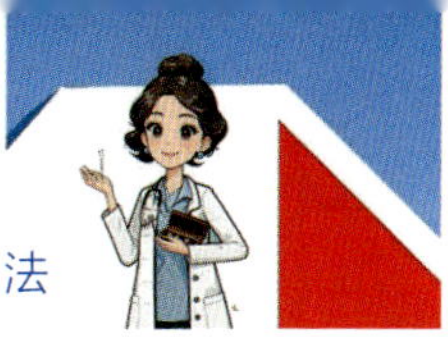

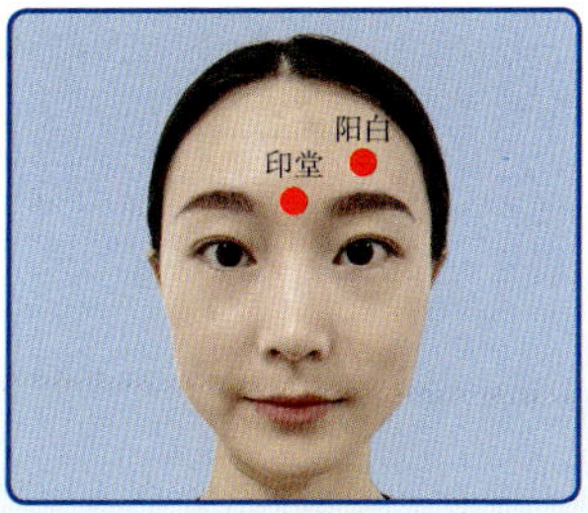


阳白穴、印堂穴

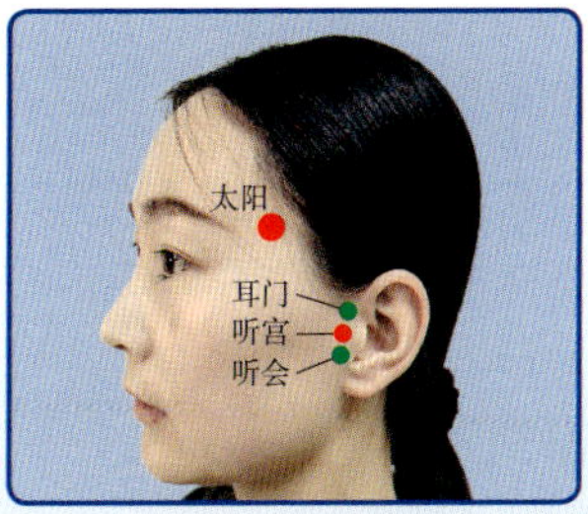


太阳穴、听宫穴

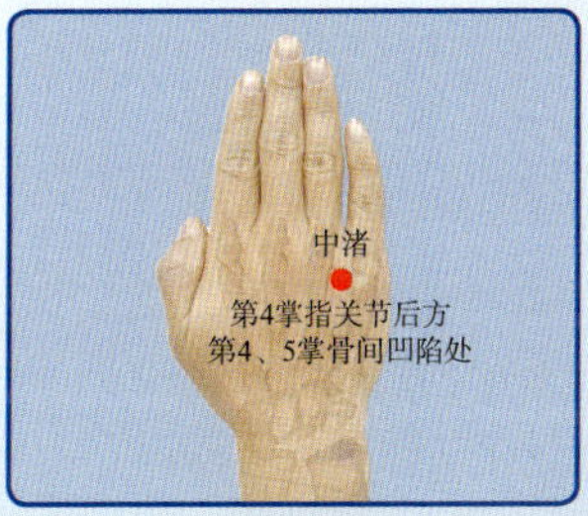


中渚穴

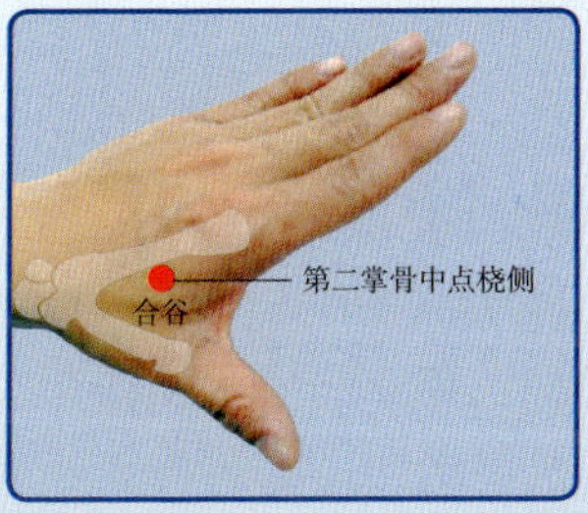


合谷穴

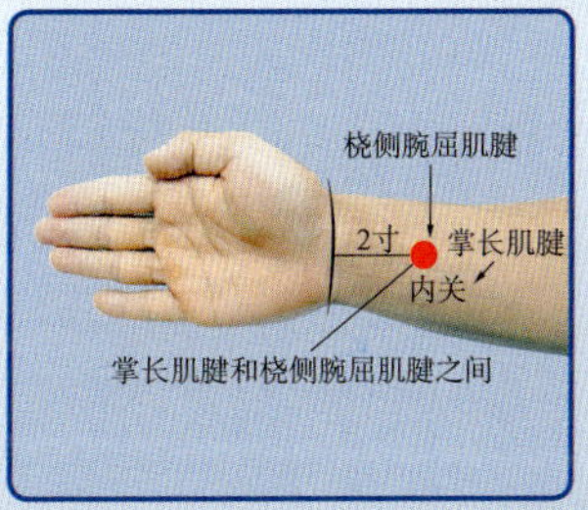


内关穴

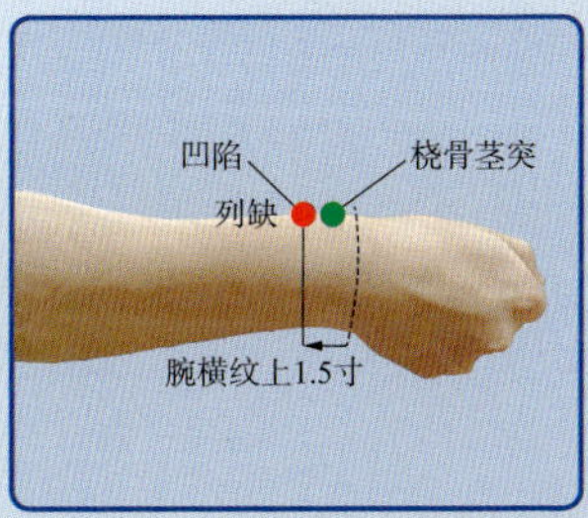


列缺穴

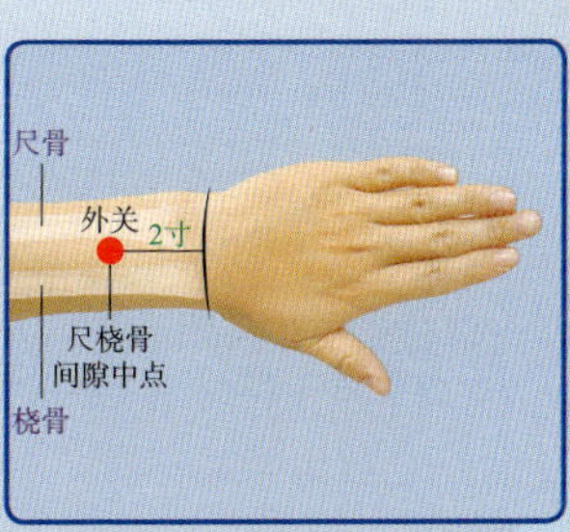


外关穴

## 五、失眠

### （一）疾病概述

失眠症是由多种原因导致的睡眠障碍，表现为入睡困难、睡眠浅易醒及醒后难入睡、早醒以及白天精神差、工作效率低下等功能损害。治疗失眠症是一个临床难题，包括心理调适、中西医药物以及针灸、按摩、物理治疗等。对于失眠症的治疗，建议到正规医疗机构明确诊断，接受正规治疗；有焦虑抑郁表现者应至心理科就诊。良好的生活方式十分重要，自我解压，睡前温水泡脚 15~20 分钟，有助于入睡，改善睡眠。

### （二）穴位治疗

失眠的原因较多，心因性失眠占比较高。因此，解决失眠问题需采取联合治疗的方式，同时加强营养、运动、心理调整等。

穴位理疗贴对于轻症患者效果显著，一般当晚见效，需按疗程使用，一般 10 天为 1 个疗程。视失眠改善情况确定持续使用时间，多数情况需要长期间断或不间断使用。一般选择双侧内关穴（附录图 B.4）、神门穴（附录图 B.5）和印堂穴（附录图 B.21）三个穴位即可，严重者加双侧太阳穴（附录图 B.6）、阳白穴（附录图 B.7），也可咨询针灸师根据个体情况辨证选穴。

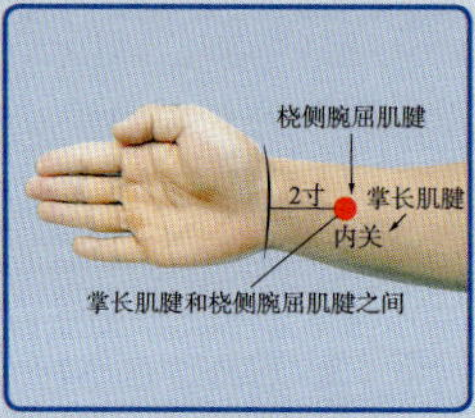


内关穴

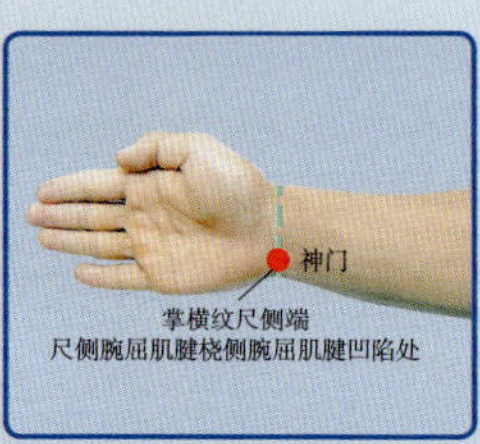


神门穴

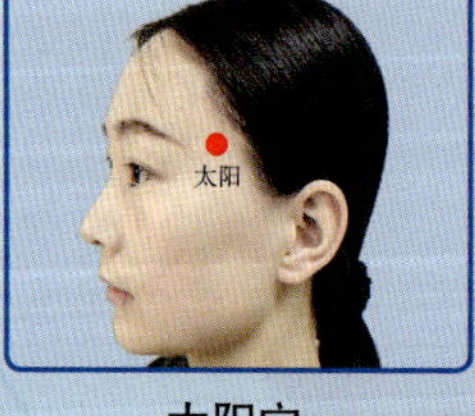


太阳穴

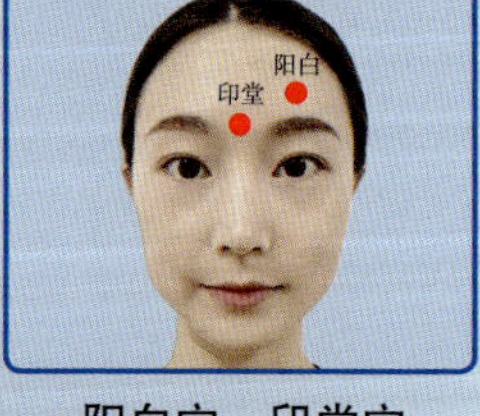


阳白穴、印堂穴

## 六、抑郁症

### （一）疾病概述

抑郁症是一种常见的精神障碍，以显著而持久的情绪低落为主要临床特征。表现为对外界事物兴趣减低、悲观、自我价值下降、注意力不集中、自责自罪、纳差、心悸失眠及性功能障碍等，严重者有自杀念头和行为。中医称之“郁证”，多因七情所伤，气机郁滞，脑失所控，治则疏肝理气，宁心安神。

### （二）穴位治疗

在规范的心理治疗与药物治疗基础上，辅以穴位治疗。主穴为神门穴（附录图 B.5），中医认为心主神明，该穴属于手少阴心经，经脉所注之穴，是心经元气经过和留止的原穴，对心的虚证、实证均有效，可清心泻火、养血安神。辅穴有内关穴（附录图 B.4）、心俞穴（附录图 B.50）、肝俞穴（附录图 B.51）。

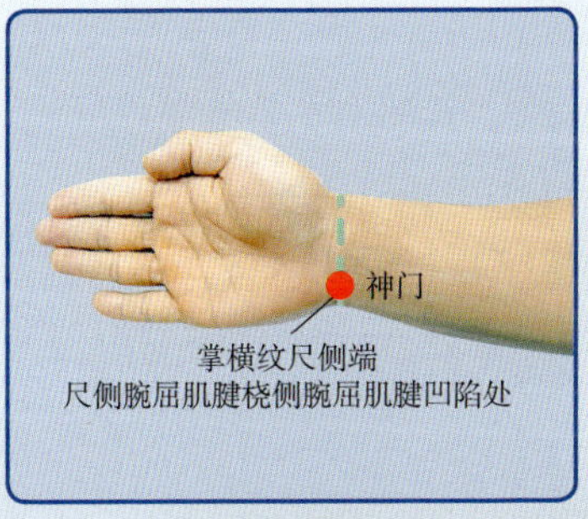


神门穴

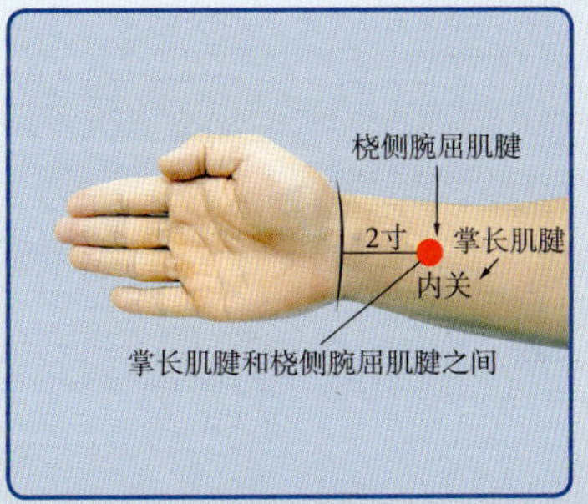


内关穴

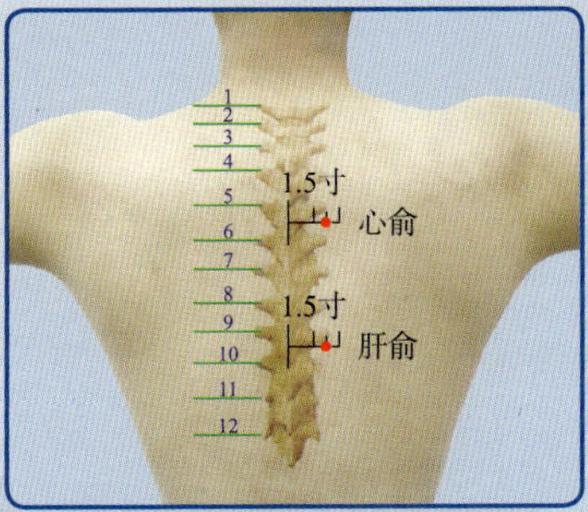


心俞穴、肝俞穴

# 第三节　消化系统疾病

## 一、便秘

### （一）疾病概述

便秘是以排便困难为主要表现的一类疾病，包括器质性（非功能性）便秘和功能性便秘两种。对于器质性便秘需要针对原发病进行治疗，如肿瘤、炎症粘连、药物等导致的肠道梗阻、狭窄、麻痹等。中医认为，便秘多因气阴两虚、燥热内结、气虚无力等所致。

功能性便秘的原因有多种，如进食量少或食物缺乏纤维素或饮水不足，缺乏运动，对结肠运动的刺激减少；因工作生活压力及精神因素等干扰了正常的排便习惯；结肠功能紊乱如肠易激综合征；滥用泻药，形成药物依赖，造成便秘。

### （二）穴位治疗

对于功能性便秘，在改善生活方式的同时，可选择穴位贴敷进行治疗。常用穴位有天枢穴（附录图 B.48）、神阙穴（附录图 B.49）。

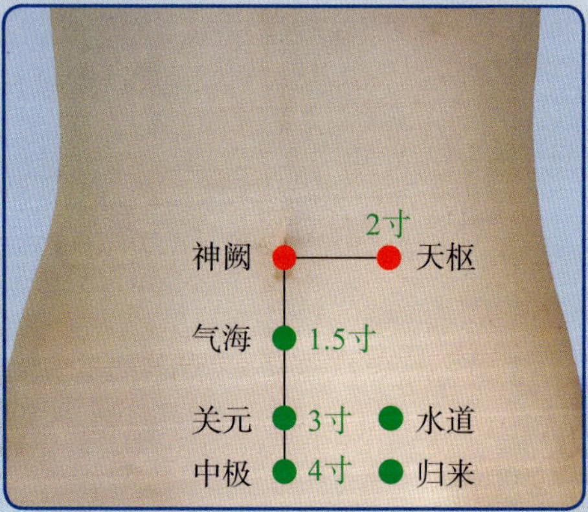


天枢穴、神阙穴

## 二、慢性腹泻

### （一）疾病概述

慢性腹泻是指每天大便次数达到 3 次及以上，或粪便中水分增加导致的粪质稀薄，且持续超过 4 周以上。中医认为，脾虚、肾虚、肝郁都会引起腹泻，尤其以脾虚最常见。脾虚型腹泻病程较长，医院检查常可诊断为慢性肠炎。有些全身性疾病累及消化道也可引起腹泻，因此慢性腹泻患者应首先明确诊断，对因治疗。

### （二）穴位治疗

针对脾虚所引起的慢性腹泻，治则健脾化湿，将已形成的湿浊之邪排出去，恢复脾的运化功能，促进消化和吸收恢复正常。常用穴位有足三里穴（附录图 B.22）、三阴交穴（附录图 B.29）。足三里穴调理脾胃、补中益气，还能调节机体免疫力；三阴交穴是三条阴经的交会穴，配合足三里可发挥健脾化湿的功效。

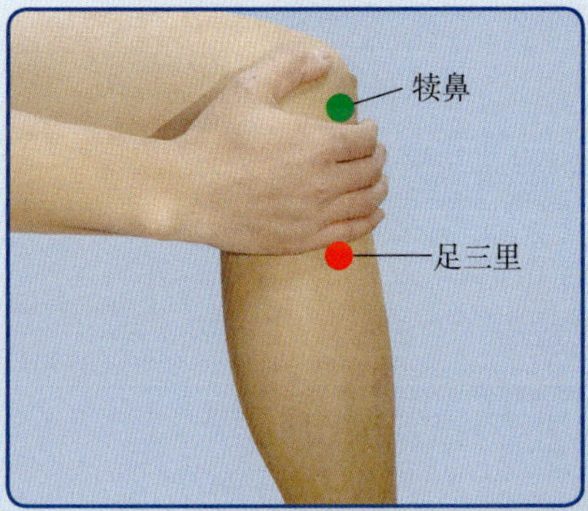


足三里穴

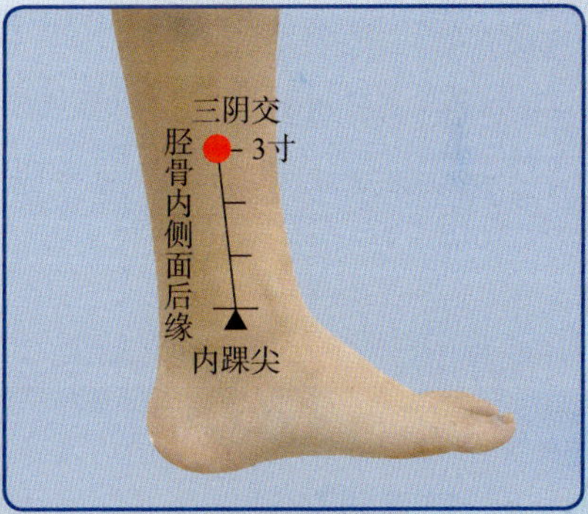


三阴交穴

## 三、功能性腹痛

### （一）疾病概述

临床表现为类似功能性消化不良的上腹部或脐周疼痛的一类综合征，经胃镜、结肠镜等检查，排除消化性溃疡、溃疡性结肠炎、肿瘤等器质性病变。

功能性腹痛也可能是癔症或焦虑症的表现，与情绪及精神压力大等因素有关，有时会出现剧烈腹痛，并伴有腹泻、虚汗等。

### （二）穴位治疗

心理治疗配合中医辨证论治、中药调理，优势明显。穴位贴敷治疗对缓解症状效果良好。常用穴位有气海穴（附录图 B.27）、三阴交穴（附录图 B.29）；中脘穴（附录图 B.8）、太冲穴（附录图 B.63）、血海穴（附录图 B.41）、脾俞穴（附录图 B.46）；内关穴（附录图 B.4）、神门穴（附录图 B.5）。

一般轻症腹痛，取腹部阿是穴（压痛点）贴敷，有情绪问题加内关穴、神门穴、三阴交穴。根据疼痛程度确定取穴数量，一般 1~3 个穴位即可。

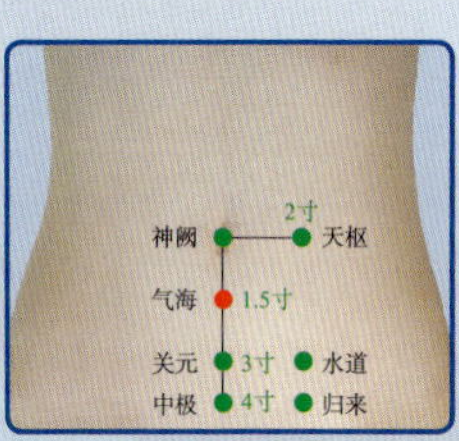

气海穴

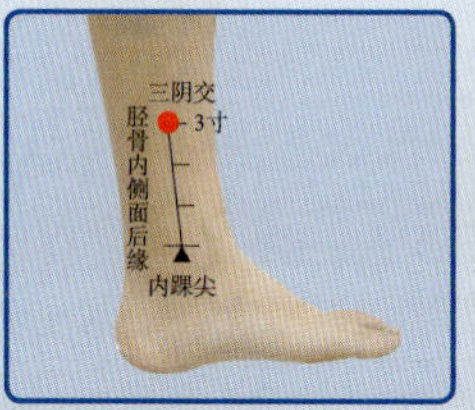

三阴交穴

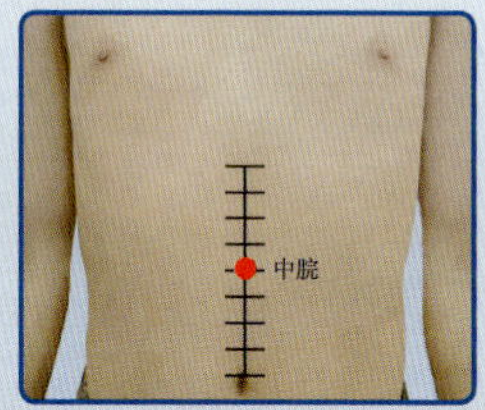

中脘穴

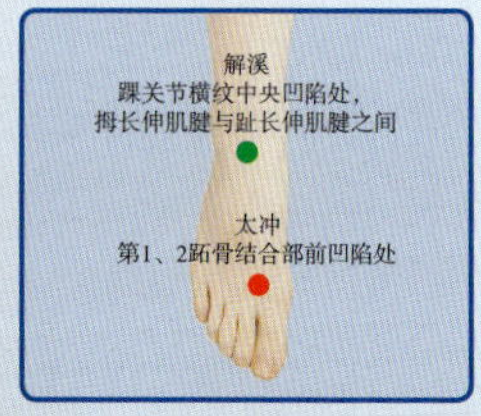

太冲穴

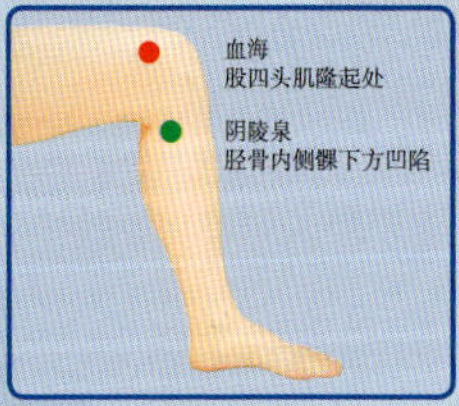

血海穴

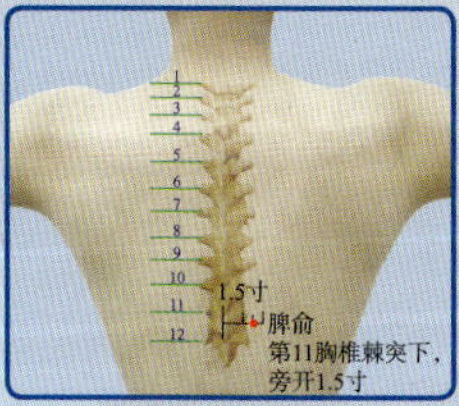

脾俞穴

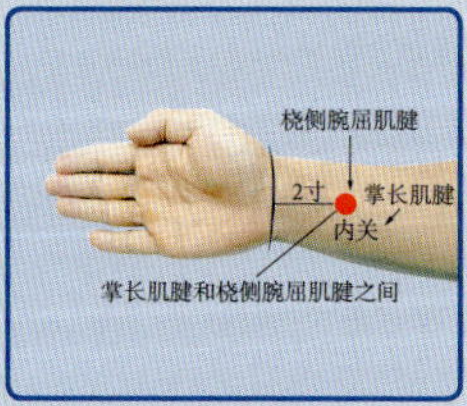

内关穴

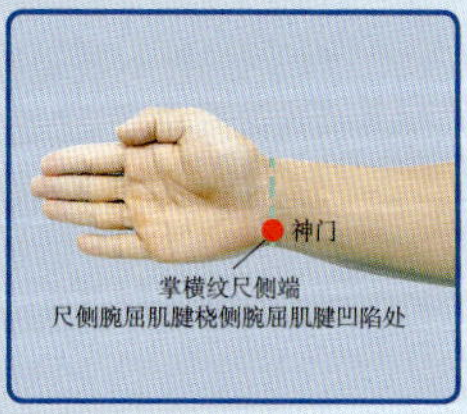

神门穴

## 四、呃逆

### （一）疾病概述

呃逆，俗称打嗝，是因膈肌痉挛导致，发出短而急的声响。病因多与饮食相关，某些疾病或心理因素也可引起。

### （二）穴位治疗

现代医学的治疗方法包括护胃抑酸、呼吸锻炼、心理治疗等，效果常不佳。中医针灸疗效立竿见影，穴位理疗贴自行贴敷简单方便，效果显著，一般 10~20 分钟即可见效。常用穴位有内关穴（附录图 B.4）、中脘穴（附录图 B.8）、膻中穴（附录图 B.13）。

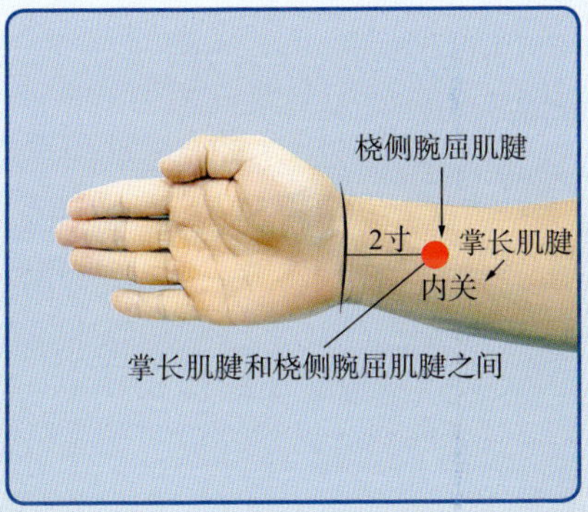


内关穴

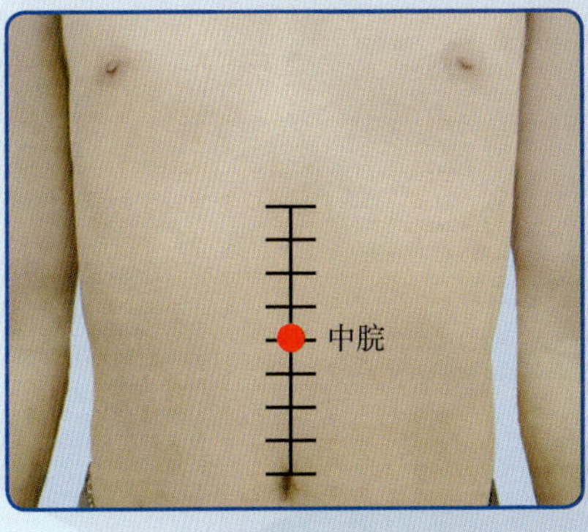


中脘穴

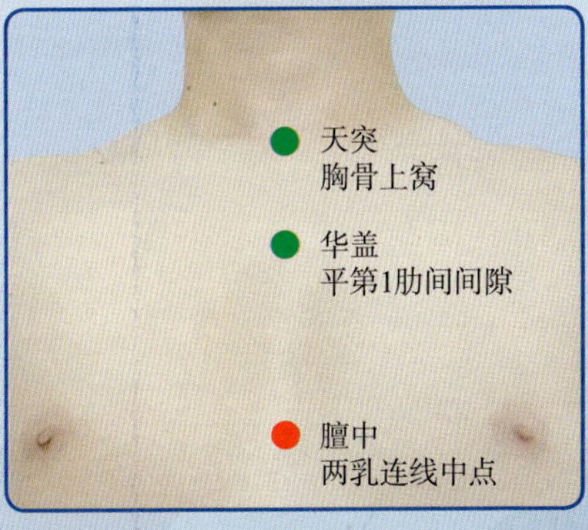


膻中穴

# 第四节　泌尿生殖系统疾病

## 一、痛经

### （一）疾病概述

痛经指月经期及前后出现的下腹部疼痛。

### （二）穴位治疗

轻者一般无须治疗，严重者应到医院就医。对诊断明确的痛经，穴位理疗贴贴敷见效快，效果显著。根据疼痛缓解情况，可在疼痛消失后揭下，需要缓解疼痛时随时使用即可。常用穴位有中极穴（附录图 B.19）、足三里穴（附录图 B.22）、气海穴（附录图 B.27）、关元穴（附录图 B.28）、三阴交穴（附录图 B.29）、血海穴（附录图 B.41）。

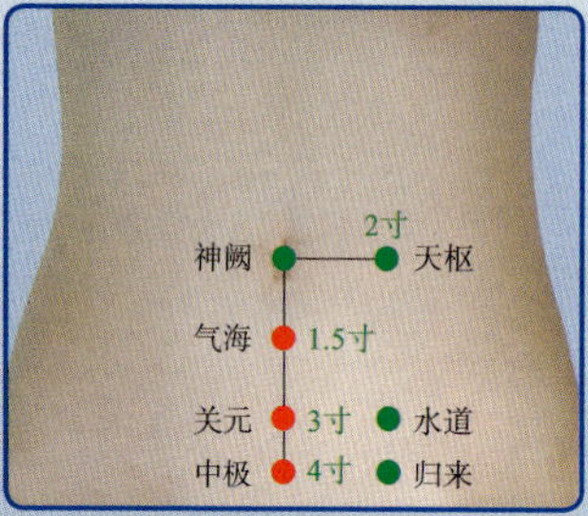

中极穴、气海穴、关元穴

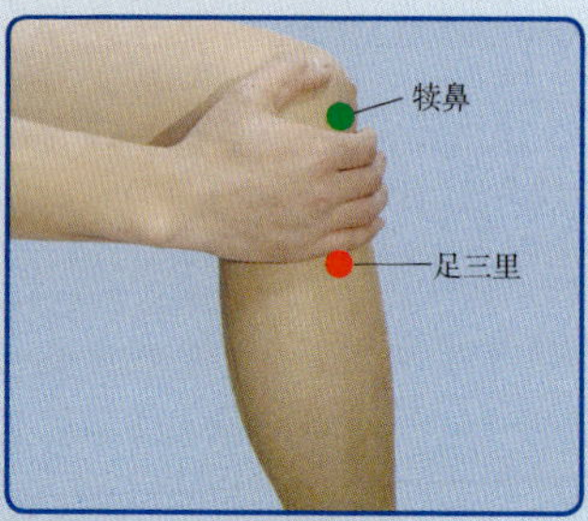

足三里穴

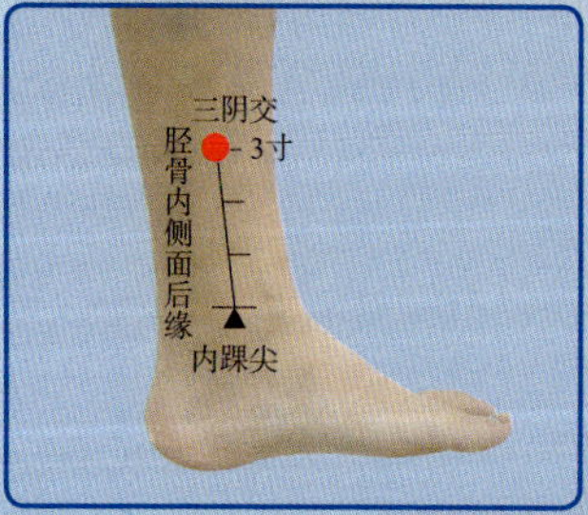

三阴交穴

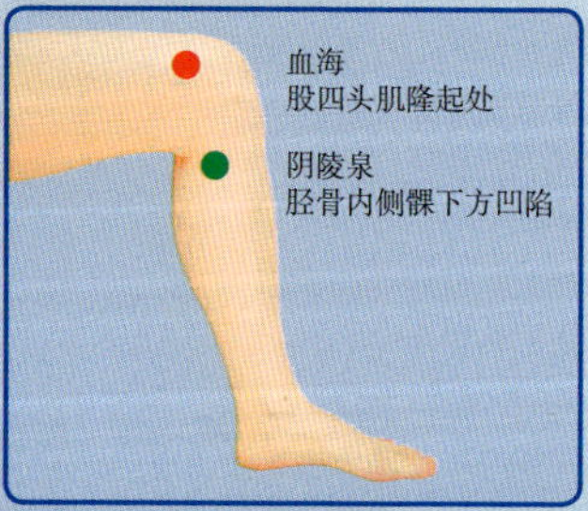

血海穴

## 二、乳腺增生

### （一）疾病概述

乳腺增生是指由于内分泌激素失调引起的乳腺组织导管和乳小叶在结构上的退行性病变及进行性结缔组织的生长。

### （二）穴位治疗

诊断明确的乳腺增生，早期穴位贴敷治疗可有效缓解疼痛症状，并一定程度消散或延缓结节增长。主要取阿是穴（即压痛点），或结节处贴敷；膻中穴（附录图 B.13）具有宽胸理气、活血通络功效，可同时贴敷，10 天 1 个疗程。

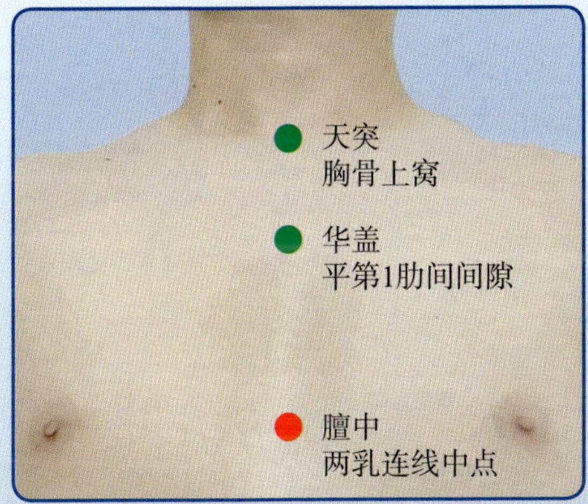


膻中穴

## 三、漏尿

### （一）疾病概述

漏尿又称尿失禁，多见于产后女性和老年人，是中老年女性比较常见的一种疾病。可分为真性尿失禁、压力性尿失禁、急迫性尿失禁和充盈性尿失禁。随着年龄增长，尿道括约肌松弛，当患者大笑、咳嗽、打喷嚏等腹压增加时，尿液会不自主排出体外，严重影响日常生活和心理健康。

### （二）穴位治疗

选择位于人体骶尾部的中髎穴（附录图 B.16）、会阳穴（附录图 B.17），或下腹部的水道穴（附录图 B.18）、中极穴（附录图 B.19）、归来穴（附录图 B.20）等，用穴位理疗贴贴敷治疗有较好的效果，根据病情轻重贴敷一至数个穴位。

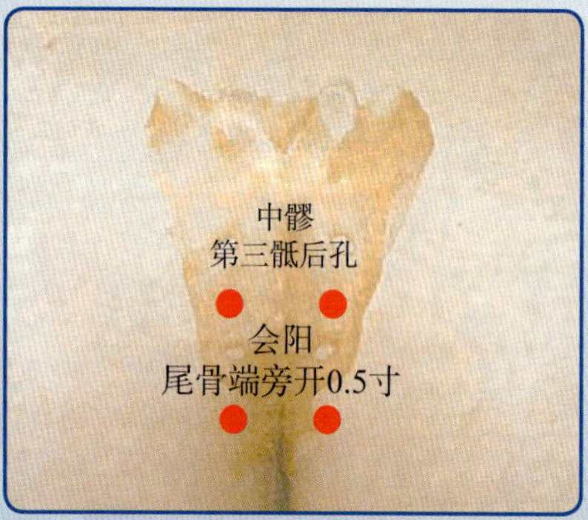


中髎穴、会阳穴

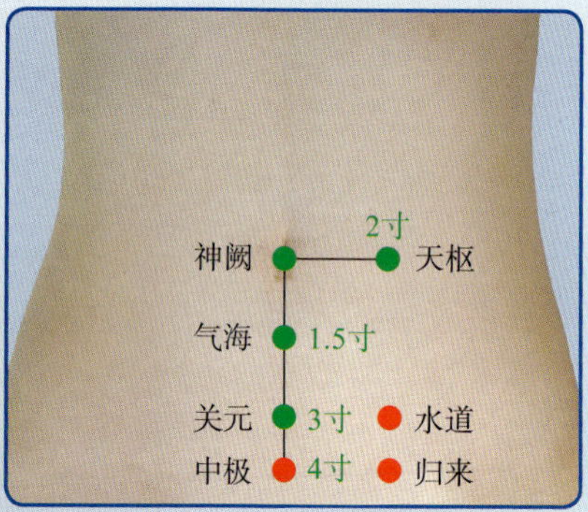


水道穴、中极穴、归来穴

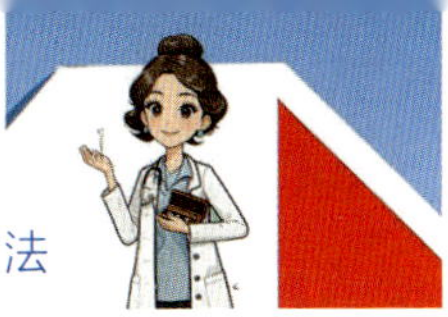

## 四、更年期综合征

### （一）疾病概述

更年期综合征多见于45~50岁的女性，是指女性在绝经前后，由于性激素含量的减少导致的一系列精神及躯体表现，如潮红潮热、出汗、心悸胸闷、头痛头晕、抑郁烦躁、易怒、注意力不集中、失眠健忘等症状。

### （二）穴位治疗

中医认为更年期综合征是因肾气衰退、阴阳平衡失调所致，补益肾脏、调节阴阳都能取得满意的效果。常用穴位有内关穴（附录图B.4）、神门穴（附录图B.5）、膻中穴（附录图B.13）、涌泉穴（附录图B.26）、气海穴（附录图B.27）、关元穴（附录图B.28）、三阴交穴（附录图B.29）等。心慌胸闷、烦躁失眠取内关穴、神门穴，经常贴敷以改善不适症状，心慌胸闷症状一般半小时左右即可缓解，失眠症状轻微者当天见效。按疗程使用，7~14天1个疗程。

关元穴为藏血之处，贴敷此穴位可补气补血；气海穴为全身气血汇集之所，贴敷此穴位能促进脏腑经络气血、加速新陈代谢；三阴交是肝肾脾三条阴经相交汇的穴位，为足太阴脾经俞穴，贴敷此穴位可补益肝肾、健脾生血。太冲穴（附录图B.63）是足厥阴肝经的原穴，有纾解情绪、安神定志的功效，可改善睡眠，用于治疗肝气郁滞、肝气不舒导致的心情低落、郁郁寡欢、烦躁易怒、失眠多梦等。涌泉穴具有补肾水、降虚火、平衡阴阳的功效。

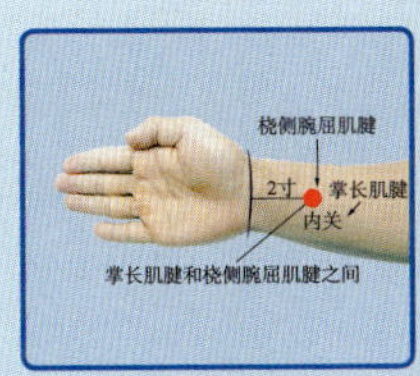

内关穴

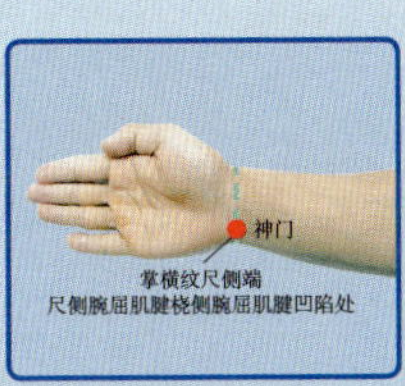

神门穴

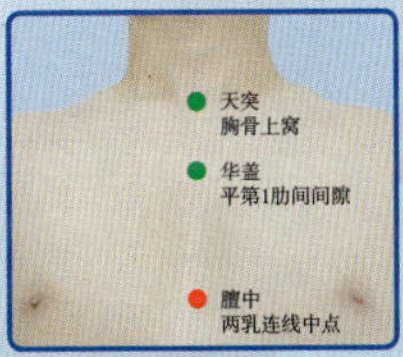

膻中穴

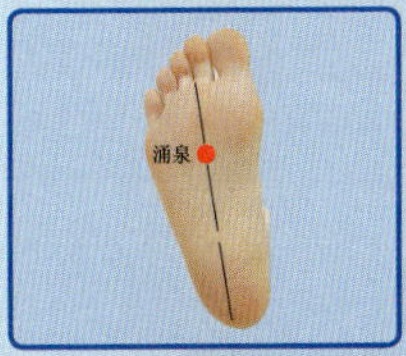

涌泉穴

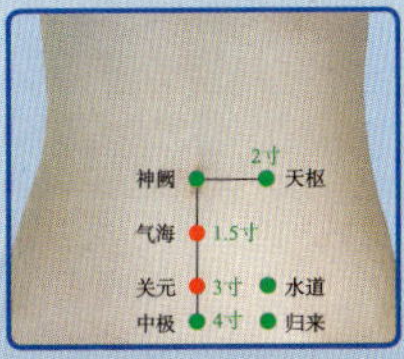

气海穴、关元穴

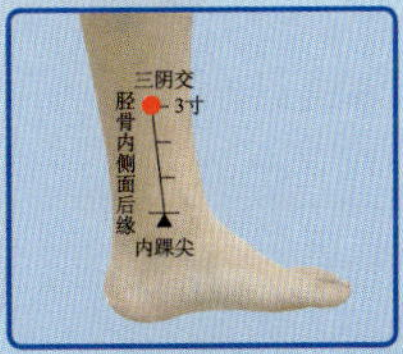

三阴交穴

# 第五节　五官科疾病

## 一、暴聋、耳鸣

### （一）疾病概述

暴聋是中医病名，因病机不同，中医文献对耳聋的命名有多种，如风聋、火聋、厥聋、卒聋、气聋等均属暴聋范畴，相当于西医的突发性耳聋。

突发性耳聋是指突然发生的、原因不明的“感音神经性”听力损失。主要临床表现为突然发生的听力下降，可伴有耳鸣、耳堵塞感、眩晕、恶心、呕吐等症状。

### （二）穴位治疗

西医主要采用激素、改善微循环药物、高压氧等治疗措施，基础疗程大约10天，根据病情增减。穴位理疗贴治疗对耳鸣、耳堵塞感等症状改善效果显著，常用穴位有听宫穴（附录图B.9）、完骨穴（附录图B.54）、翳风穴（附录图B.55）等耳周穴位。

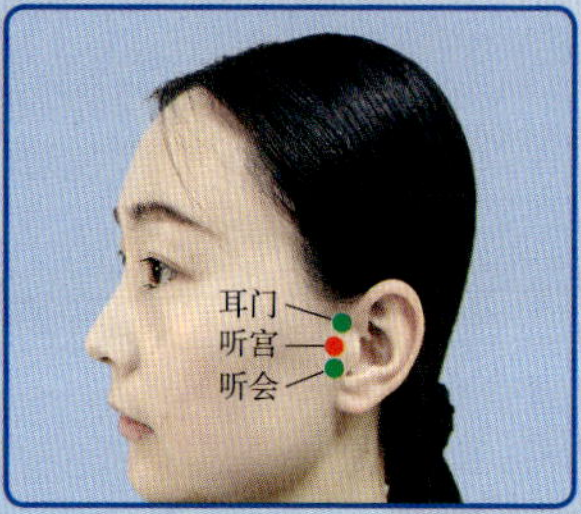


听宫穴

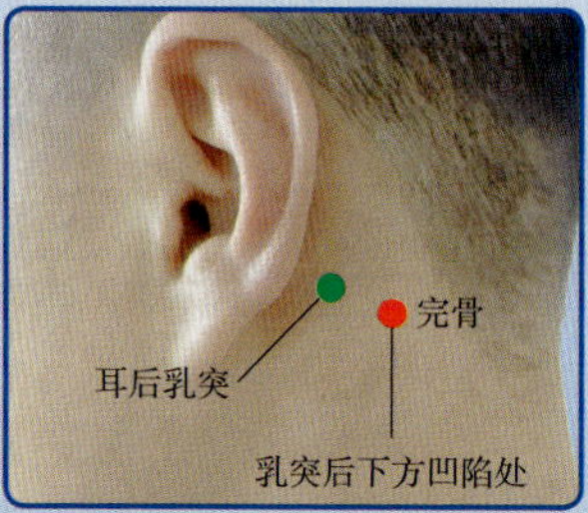


完骨穴

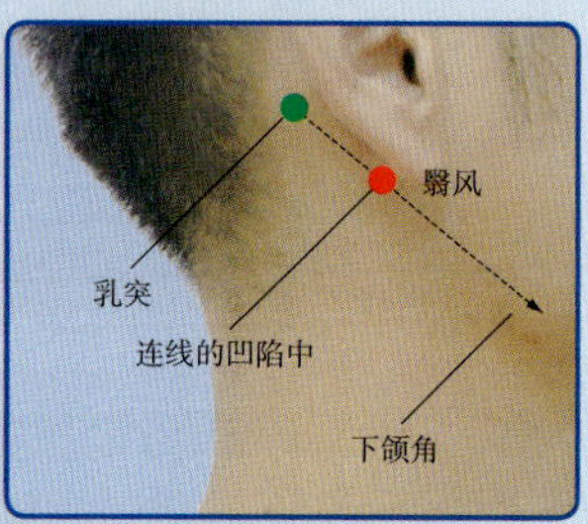


翳风穴

## 二、中耳炎

### （一）疾病概述

耳包括内耳、外耳、中耳三部分。以鼓膜为界，鼓膜内侧为中耳。中耳炎指发生在中耳部的炎症，主要表现为耳痛、耳道流脓和听力下降等，病程超过 3 个月或反复发作。

### （二）穴位治疗

治疗方法包括局部、全身药物和手术。慢性中耳炎的治疗是临床难题，穴位理疗贴贴敷治疗常有良好疗效，特别是常用药物或局部治疗方法效果不佳、也不愿意手术的患者。常用穴位有听宫穴（附录图 B.9）、耳门穴（附录图 B.10）、合谷穴（附录图 B.11）、外关穴（附录图 B.12）。

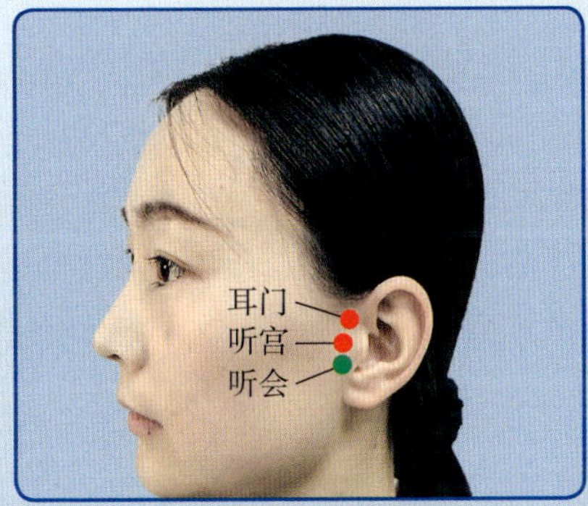


听宫穴、耳门穴

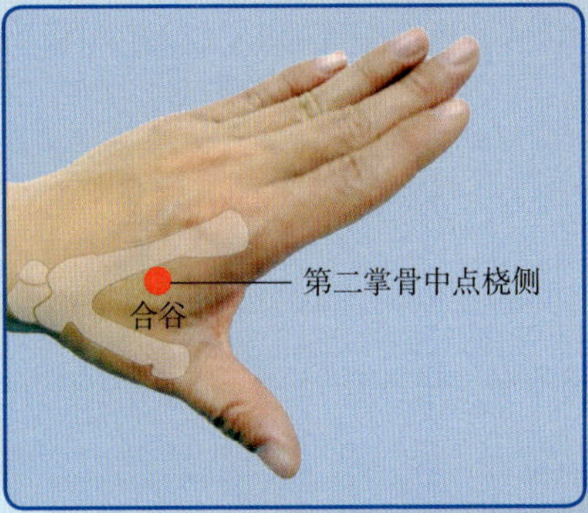


合谷穴

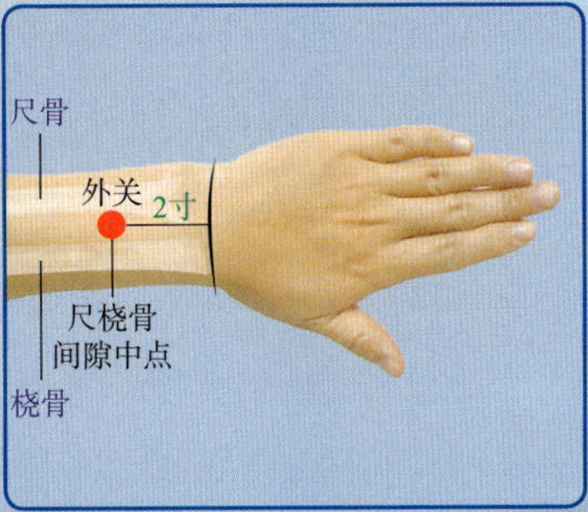


外关穴

## 三、晕动病

### （一）疾病概述

晕动病即人们日常所说的晕车、晕船、晕机等，是人体对运动状态错误感知导致的一系列生理反应，如头晕、恶心、呕吐、上腹部不适、面色苍白、出冷汗等，常发生于乘坐汽车、轮船、飞机等交通工具途中，停止乘坐可逐渐缓解。一般无生命威胁，严重情况应及时就医。

### （二）穴位治疗

一般车站等交通场所均备有药物供旅客急用，但常用苯海拉明等抗组胺药虽可控制或有效改善头晕、恶心、呕吐等不适症状，却存在嗜睡、视物模糊、口干等不良反应，老年人还可能出现意识模糊和尿潴留。

非药物穴位贴敷治疗的优势明显，常用穴位有内关穴（附录图 B.4）、合谷穴（附录图 B.11）、足三里穴（附录图 B.22）。一般贴敷 1~2 个穴位，15 分钟左右即可见效，轻症贴敷双侧内关穴即可，根据情况增加合谷穴、足三里穴（单侧或双侧）。也可增选神门穴（附录图 B.5）、太溪穴（附录图 B.53）、鸠尾穴（附录图 B.56）。

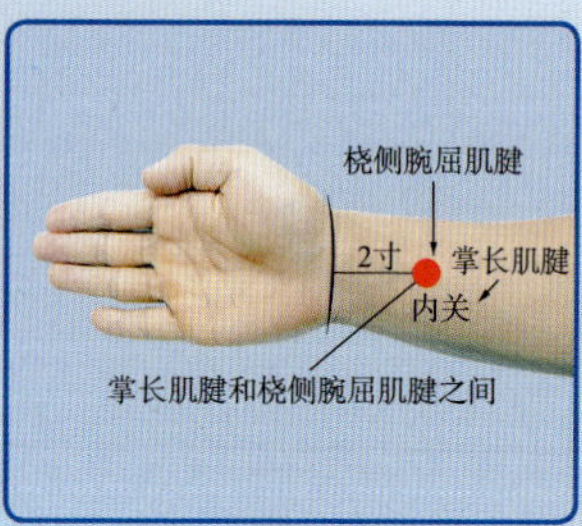


内关穴

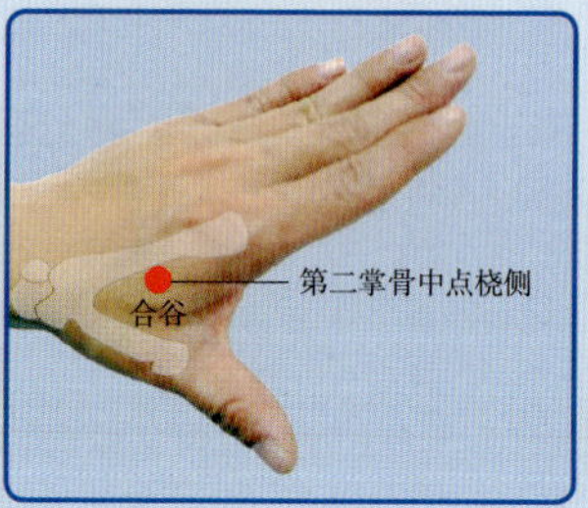


合谷穴

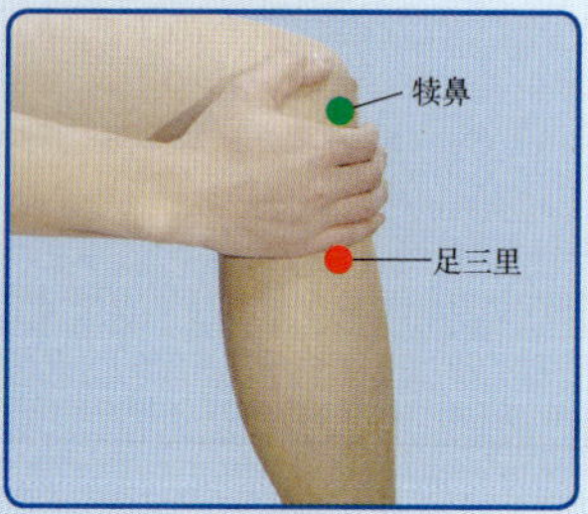


足三里穴

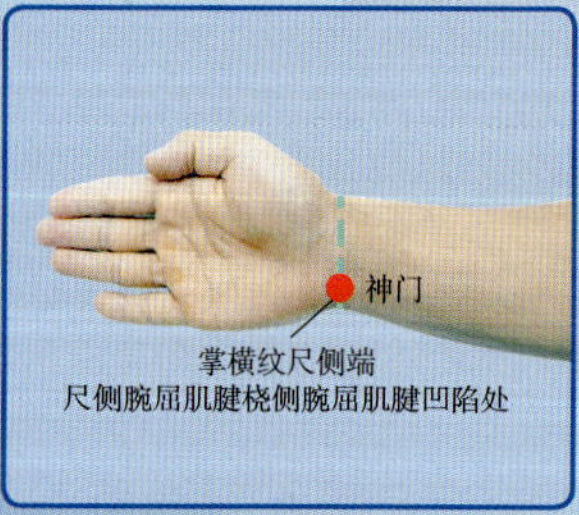


神门穴

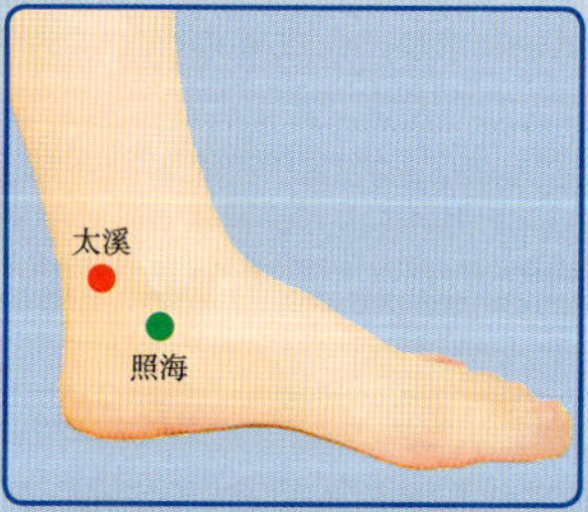


太溪穴

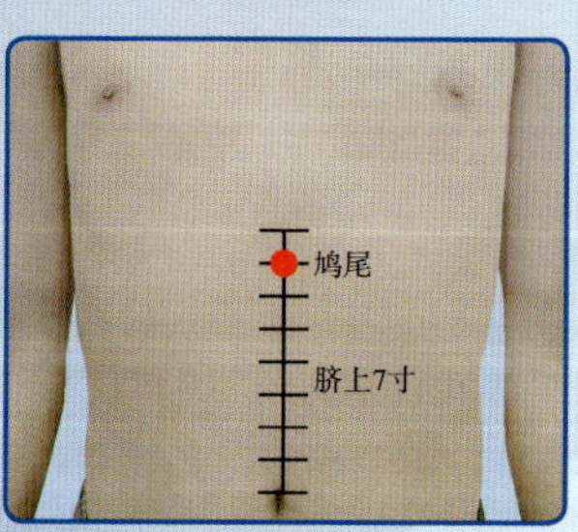


鸠尾穴

## 四、视疲劳、老花眼

### （一）疾病概述

最常见的视疲劳症状是看书后感觉眼睛累、发胀，甚至会有眼睛痛、干涩、视物模糊及异物感，严重者还会出现恶心、头昏头晕等。随着用眼时间延长，视疲劳症状会越来越重，休息后可以得到一定程度的缓解，但如果长时间看手机、电脑、玩游戏，视疲劳会越来越严重。改善视疲劳症状最有效的就是注意用眼卫生，劳逸结合，避免长时间阅读和使用电子产品。

老花眼，是指眼睛随着年龄增长出现的调节功能下降，更易出现视物模糊、眼睛累、胀、痛、干涩等症状。一般老花眼会在40~45岁之间出现，所以随年龄增长，更应注意眼保健，避免过度疲劳、熬夜等，保护眼睛。

### （二）穴位治疗

按摩眼周穴位，或采用穴位贴敷相关穴位有助于视疲劳的康复与保健。方法：每晚睡前贴敷双侧太阳穴（附录图B.6）、阳白穴（附录图B.7）、印堂穴（附录图B.21），或经常贴敷这些穴位，均可有效改善视疲劳。

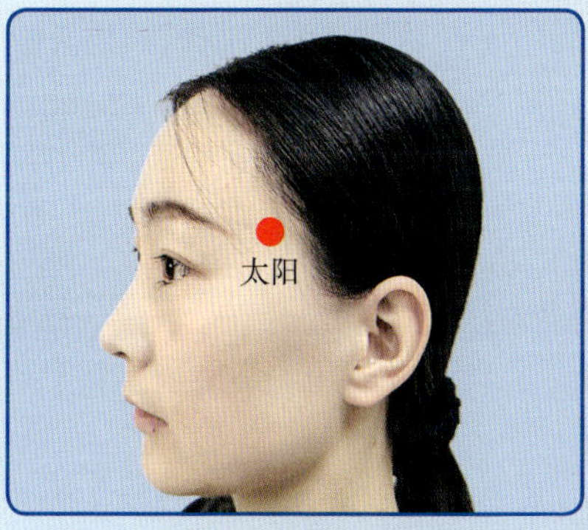


太阳穴

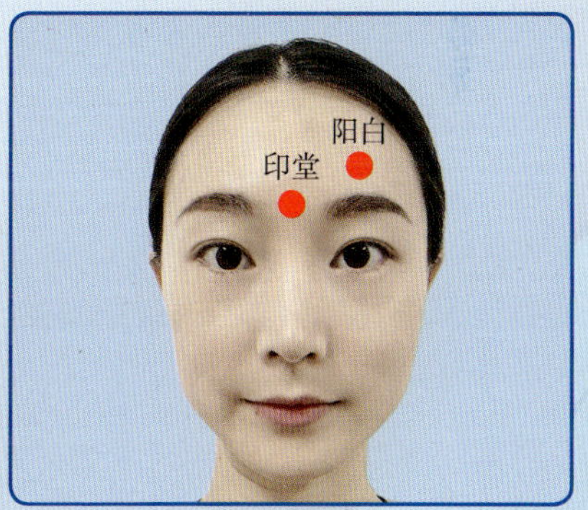


阳白穴、印堂穴

## 五、牙痛

### （一）疾病概述

牙痛多由牙齿本身及周围组织炎症，或拔牙等创伤引起，有时心脏病也会感觉牙痛，应注意鉴别。

### （二）穴位治疗

首先应针对病因进行治疗，缓解疼痛症状常用非甾体抗炎药如布洛芬等口服。中医认为，牙痛主要是胃经郁火或肾阴不足，治疗宜清热祛风，滋阴降火。可取合谷穴（附录图 B.11）、关元穴（附录图 B.28）、颊车穴（附录图 B.44）、下关穴（附录图 B.60）等治疗。局部压痛点取穴治疗则更为方便有效。

使用穴位理疗贴贴敷局部压痛点（阿是穴）进行治疗，止痛效果十分明显，对牙龈肿痛、牙神经痛、拔牙创伤后疼痛等均有良好的消炎、消肿与止痛效果，一般几分钟即见效。3~5 天 1 个疗程，可根据情况巩固 1~2 天。

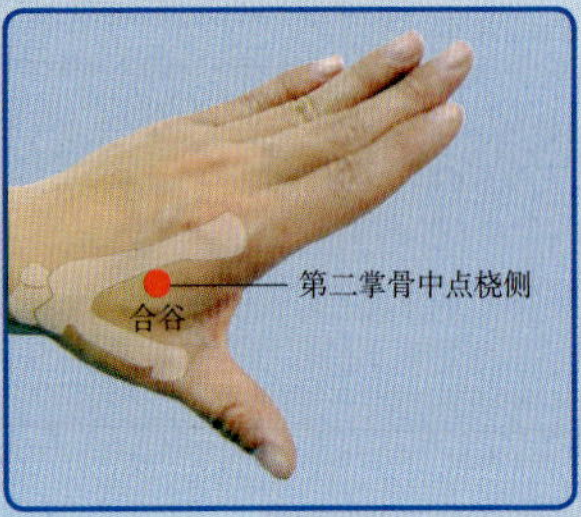


合谷穴

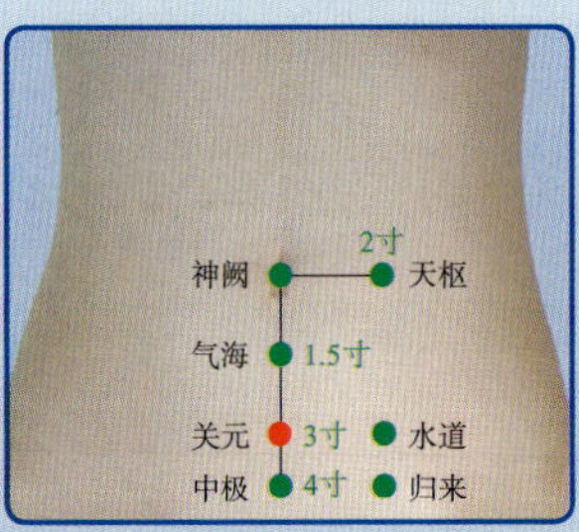


关元穴

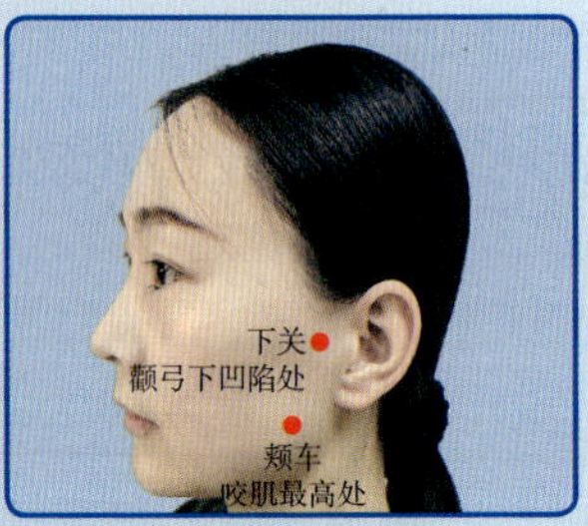


颊车穴、下关穴

## 六、颞颌关节炎

### （一）疾病概述

颞颌关节炎一般指颞下颌关节紊乱综合征，主要症状为关节区疼痛、张口时关节弹响、下颌运动障碍等。由局部无菌性炎症导致，病因多与心理、创伤及咬合姿势长期不正确，或吃饭时张口用力过猛幅度过大有关，全身性疾病（如类风湿关节炎）也可致病；中医认为是血气不通、湿气积累所致。

### （二）穴位治疗

治疗包括药物治疗和非药物治疗。使用穴位理疗贴贴敷对颞颌关节炎效果显著，常用穴位有阿是穴、合谷穴（附录图 B.11）、颊车穴（附录图 B.44）、下关穴（附录图 B.60）。其中，阿是穴（压痛点）简单方便，止痛效果很明显，多数 10 分钟左右见效。7 天 1 个疗程，一般 1~3 疗程痊愈。如遇症状反复，再次贴敷治疗即可。

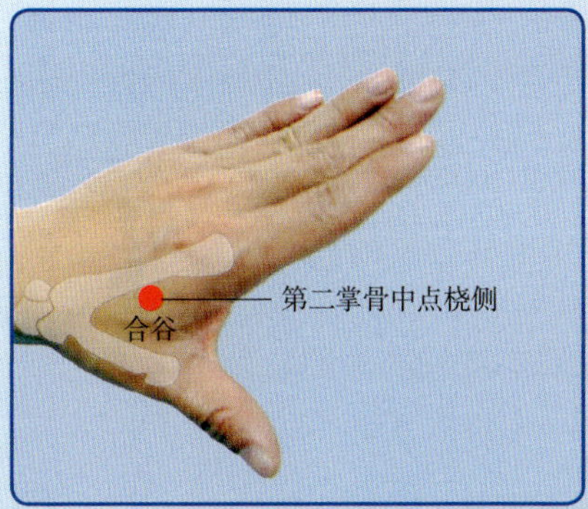


合谷穴

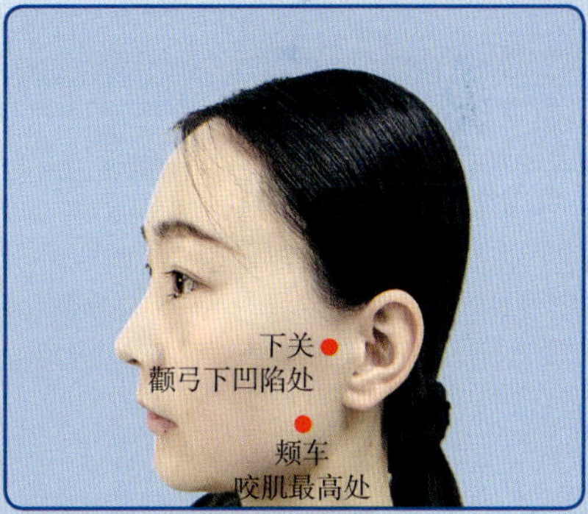


颊车穴、下关穴

# 第六节　运动系统疾病

## 一、颈椎病

### （一）疾病概述

手机、电脑等电子设备的广泛使用，长时间低头工作，导致存在颈椎问题的人群快速增加。临床上颈椎病分为 5 种类型，即主要表现为颈、肩、背肌肉僵硬，以及伴有上肢麻木感与疼痛感的神经根型；颈、肩、背部僵硬感的颈型；头晕、头痛、耳鸣及颈部不适感的椎动脉型；有心前区不适与心慌等症状的交感神经型；以及有下肢无力或脚踩棉花感的脊髓型。

### （二）穴位治疗

颈部肌肉僵硬难受是早期最常见的不适症状，穴位贴敷与按摩均能够有效缓解局部症状。颈椎病的治疗是综合性的，平常保持正确姿势预防病情加重与尽早对因对症治疗均十分重要。在医院明确诊断并接受正规治疗的基础上，采用局部穴位贴敷辅助治疗改善不适症状，简单方便有效。

穴位理疗贴对局部肌肉僵硬、疼痛等症状的改善效果十分显著，对头晕、头昏等症状，找准压迫血管处贴敷后也很有效；快则 10 分钟，慢则 72 小时内见效。局部压痛点取穴为主，持续贴敷 12~24 小时。按疗程使用有助于临床痊愈，一般 7~14 天为 1 个疗程。基于颈椎病的病程呈慢性，局部组织劳损随年龄增长而渐进性发展等特点，患者可根据病情需要经常性或随时随地使用，以控制不适症状，减缓病情发展，提高生活质量。常用穴位有合谷穴（附录图 B.11）、足三里穴（附录图 B.22）、三阴交穴（附录图 B.29）、曲池穴（附录图 B.30）。

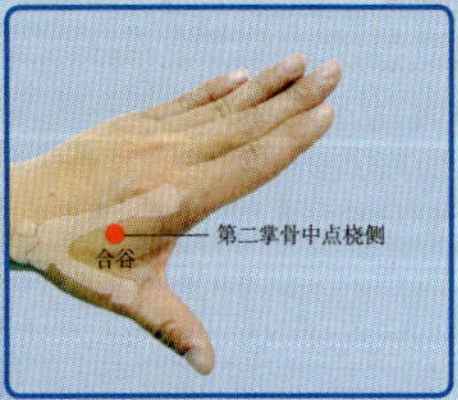


合谷穴

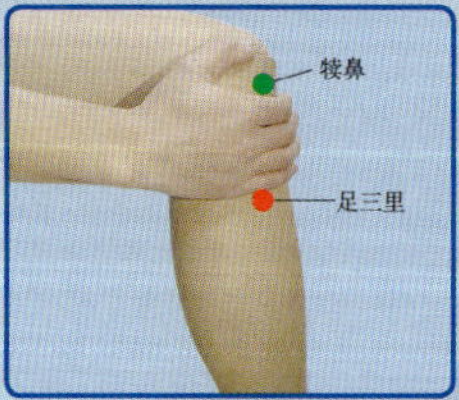


足三里穴

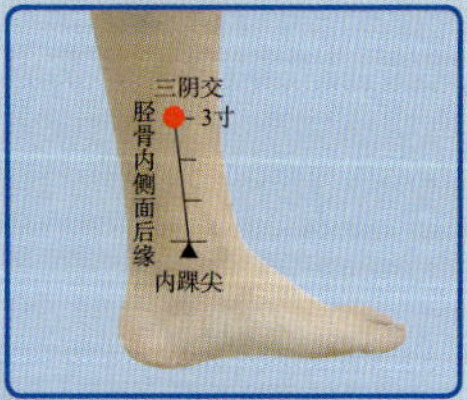


三阴交穴

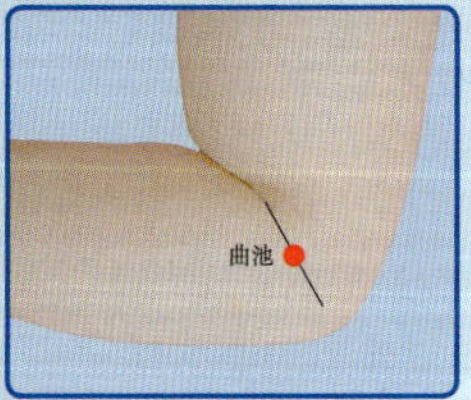


曲池穴

## 二、腰椎间盘突出症

### （一）疾病概述

腰椎间盘突出症是中老年常见病、多发病，年轻人的发病率也在逐年上升。以腰部疼痛为主要表现，常伴有一侧下肢或双下肢麻木、疼痛等临床症状；以第4~5腰椎、第5腰椎至第1骶椎发病率最高，约占95%。

### （二）穴位治疗

穴位理疗贴局部痛点或远端取穴治疗，可作为医院正规保守治疗的辅助措施之一，也可作为缓解手术后疼痛、麻木等症状的有效措施。可采用局部阿是穴（压痛点）贴敷治疗。除局部痛点取穴外，常用穴位有命门穴（附录图 B.35）、腰阳关穴（附录图 B.36）、腰眼穴（附录图 B.37）及手背腰痛点（附录图 B.38）。

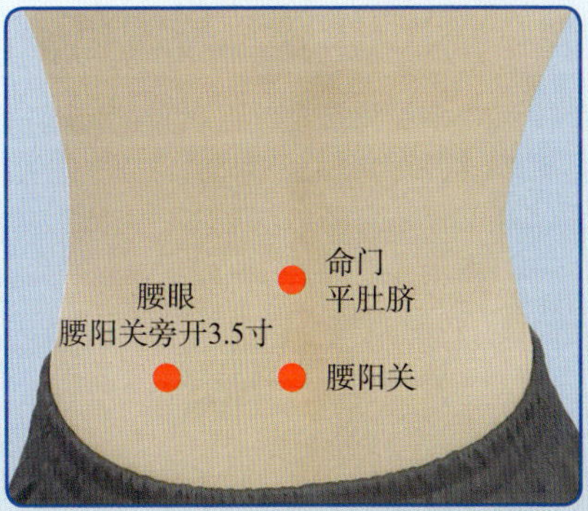


命门穴、腰阳关穴、腰眼穴

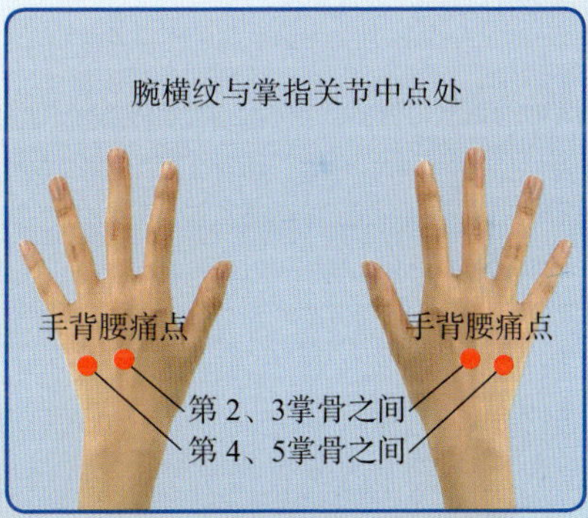


手背腰痛点

## 三、腰肌劳损

### （一）疾病概述

腰肌劳损又称功能性腰痛、腰背肌筋膜炎等，是一种常见的慢性病症，与长期不良习惯有关。主要症状是腰部酸胀、疼痛，多见于体力劳动者，会在干重活时疼痛加重，充分休息后症状减轻，常反复发作。腰肌劳损的临床诊断，应经过影像学检查排除腰椎间盘突出症等疾病。

### （二）穴位治疗

治疗包括使用布洛芬等非甾体抗炎药、局部封闭、功能锻炼与饮食均衡营养在内的综合治疗，穴位理疗贴适合按疗程治疗与长期使用。穴位选择以阿是穴（压痛点）和手背腰痛点（附录图 B.38）、后溪穴（附录图 B.39）为主穴，也可咨询针灸师进行辨证取穴治疗。

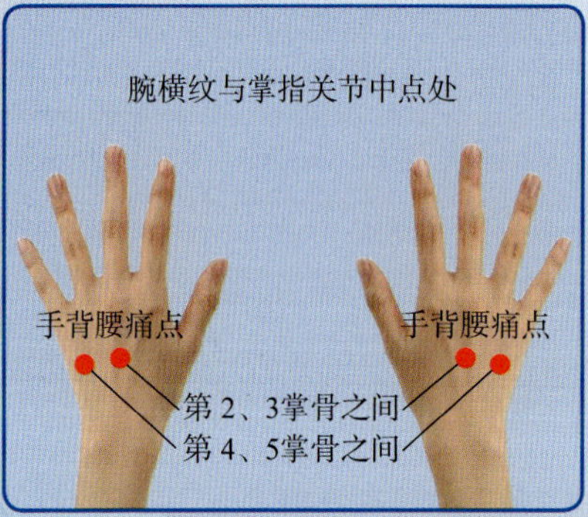


手背腰痛点

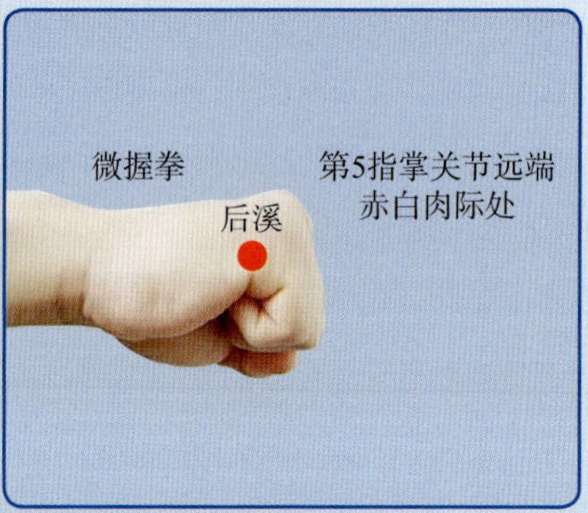


后溪穴

## 四、神经痛（坐骨神经痛、三叉神经痛、肋间神经痛）

### （一）疾病概述

神经痛是临床常见症状之一，指在没有外界刺激的条件下而感到的疼痛，又称自发痛。种类很多，按病变部位可分为周围神经性痛和中枢神经性痛。

### （二）穴位治疗

对于神经痛的治疗，首先应到正规医疗机构明确诊断，针对病因进行治疗。对于疼痛症状及伴有的麻胀等感觉异常，采用穴位理疗贴贴敷局部压痛点（感觉异常点），效果良好。其他穴位选择：坐骨神经痛取环跳穴（附录图 B.42），可加阳陵泉（附录图 B.43）、昆仑穴（附录图 B.58）、风市穴；三叉神经痛取听宫穴（附录图 B.9）、颊车穴（附录图 B.44）、下关穴（附录图 B.60）、神门穴（附录图 B.5）、合谷穴（附录图 B.11）、足三里穴（附录图 B.22）、曲池穴（附录图 B.30）、太冲穴（附录图 B.63）等。

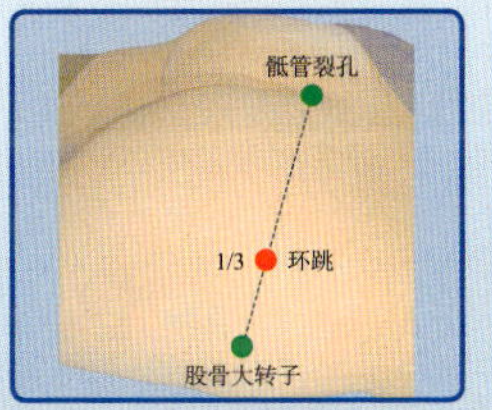

环跳穴

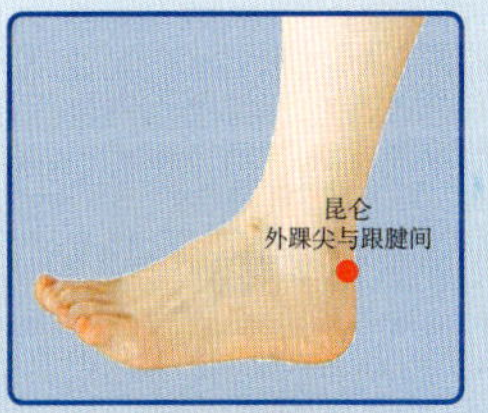

昆仑穴

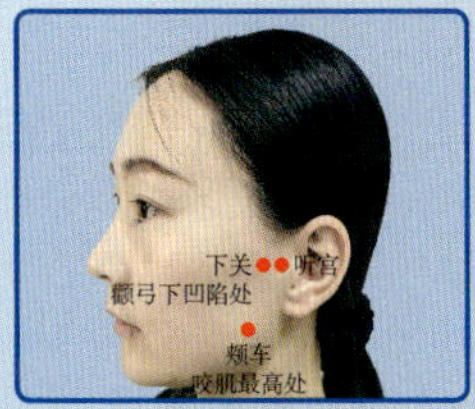

听宫穴、颊车穴、下关穴

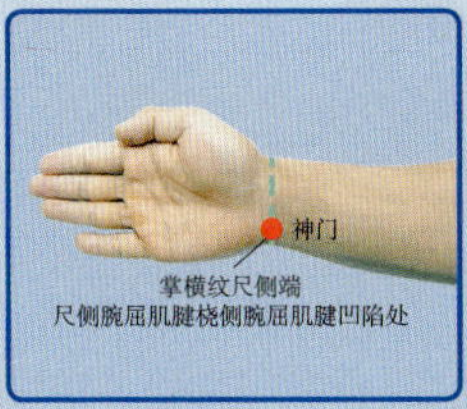

神门穴

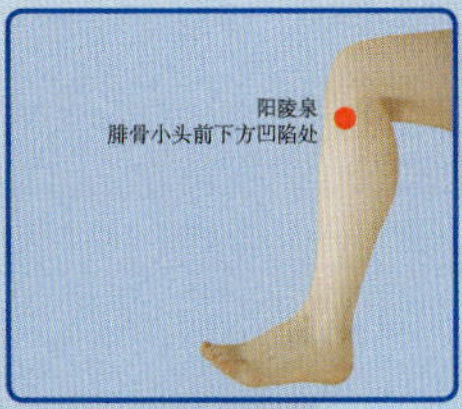

阳陵泉

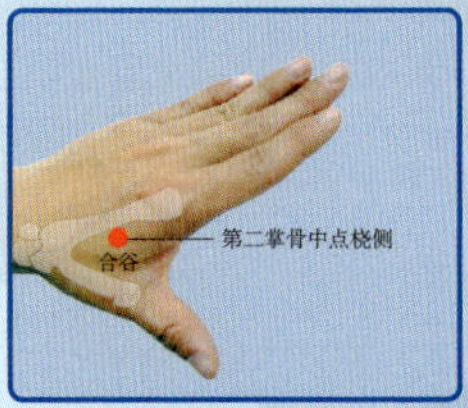

合谷穴

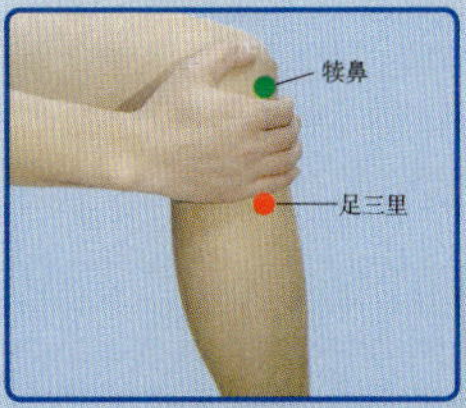

足三里穴

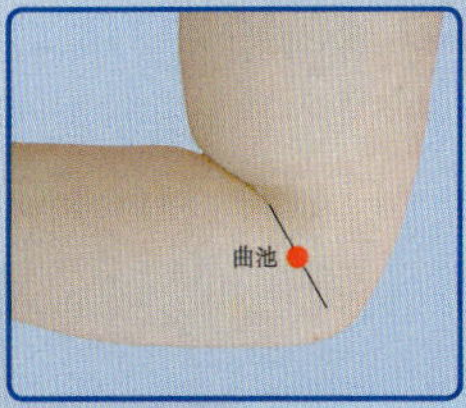

曲池穴

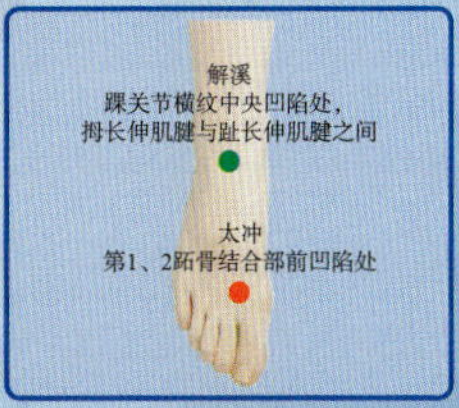

太冲穴

## 五、腱鞘炎

### （一）疾病概述

腱鞘炎是手部屈肌腱周围的腱鞘发生的无菌性炎症。主要症状是局部疼痛，活动受限；可出现关节处肿大隆起，压痛明显，手指屈曲或伸直时受阻，用力通过狭窄处以后，可以继续完成运动。腱鞘炎可发生于上肢或下肢，常见有手腕腱鞘炎、指关节腱鞘炎、足跟腱鞘炎等。

### （二）穴位治疗

腱鞘炎治疗包括药物保守治疗与手术治疗。常用药物为布洛芬等非甾体抗炎药，局部封闭针则是采用激素加局麻药。

穴位理疗贴治疗，采用阿是穴（局部压痛点）贴敷治疗，一般数分钟后即可感觉疼痛减轻，12~24 小时更换。慢性腱鞘炎常有结构变形、活动障碍，需要按疗程治疗，10 天 1 个疗程。根据病情需要持续一至数个疗程。

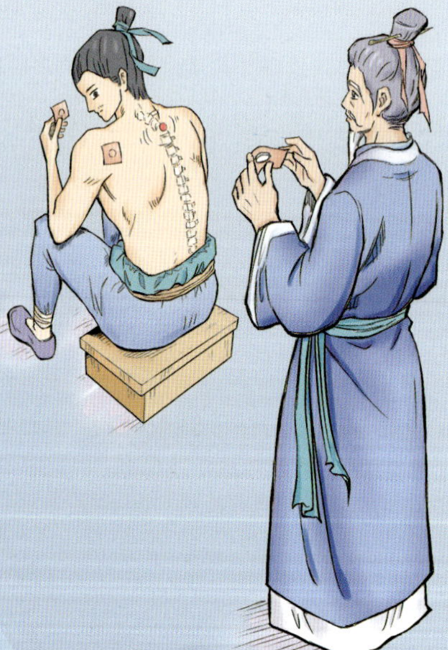

## 六、肩周炎

### （一）疾病概述

肩周炎指肩关节周围组织不明原因的无菌性炎症，一般发病年龄在 50 岁左右，以肩关节疼痛与活动受限为主要表现，具有自限性。病程多在 1~3 年，也有患者数年迁延不愈，持续疼痛并僵硬。

### （二）穴位治疗

中医穴位理疗贴治疗可选择局部阿是穴（疼痛点），以及肩髃穴（附录图 B.31）、肩贞穴（附录图 B.32）等穴位，7~14 天 1 个疗程。

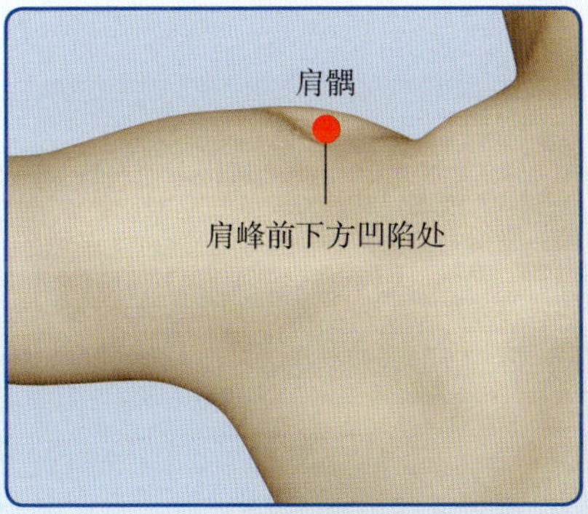


肩髃穴

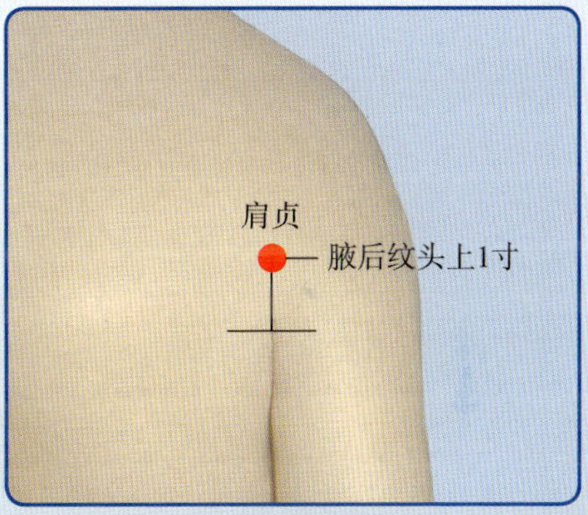


肩贞穴

## 七、肱骨外上髁炎

### （一）疾病概述

肱骨外上髁炎俗称网球肘，可因打网球过度劳损造成肘关节外侧疼痛。病因是运动劳损导致的肱骨外上髁无菌性炎症。除爱好运动打网球及羽毛球的人士外，厨师、理发师、IT 工作者等都是高发人群。

### （二）穴位治疗

应注意休息，避免肌肉、韧带的再次劳损和牵拉，保护肌纤维，有利于恢复；常规治疗方案包括药物保守治疗及手术治疗。穴位理疗贴局部痛点贴敷治疗简单方便有效。常用穴位有合谷穴（附录图 B.11）、曲池穴（附录图 B.30）、手三里穴（附录图 B.33）、阳溪穴（附录图 B.34）。

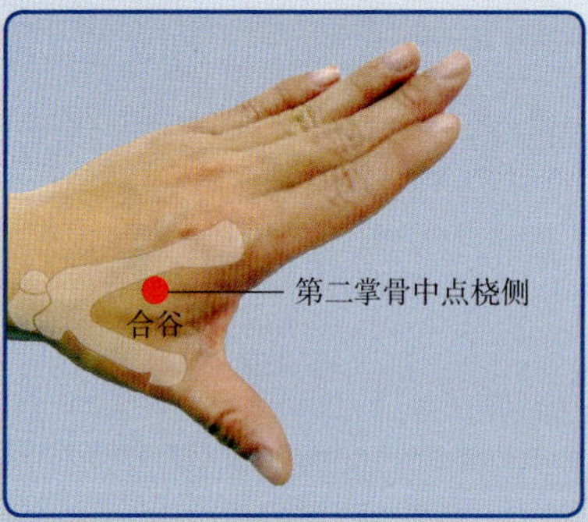


合谷穴

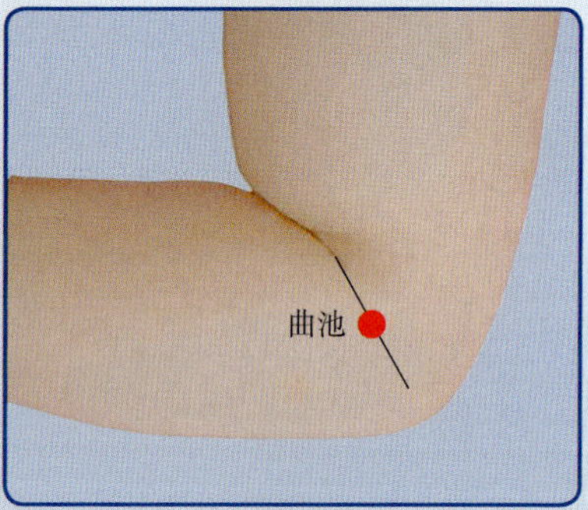


曲池穴

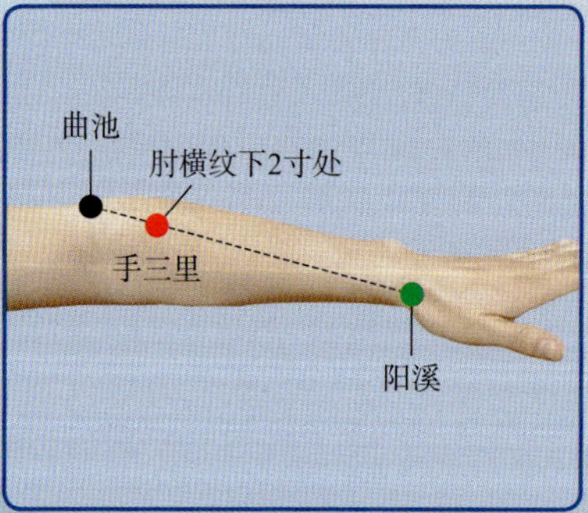


手三里穴

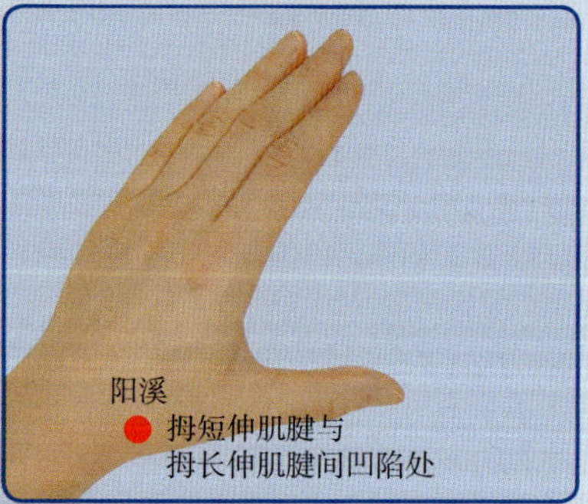


阳溪穴

## 八、关节炎

### （一）疾病概述

关节肿胀与疼痛是关节炎的主要症状，包括风湿病和类风湿关节炎。风湿病大多是患者受到感染出现的以关节炎为主的全身性结缔组织病，类风湿关节炎的病因则不确定。风湿病损害的不仅仅是关节，还会对患者的内脏器官、皮肤等造成不同程度的损害，是大面积的疾病损伤，类风湿关节炎的损害一般是针对患者全身各部分的关节。风湿病的治疗包括对因与对症治疗，一般可在短时间内缓解症状，类风湿关节炎则因病因不确定，治疗也相对困难，常久治不愈，导致关节变形、肿胀疼痛，影响正常工作与生活。

### （二）穴位治疗

对于缓解与控制关节局部的肿胀与疼痛症状，穴位理疗贴局部压痛点取穴贴敷治疗，常常起到意想不到的效果。对久治不愈的患者，一般 3~7 天见效，坚持按疗程贴敷可有效缓解肿痛症状，10~15 天 1 个疗程，可间隔 1~3 天重复疗程治疗。如无局部皮肤对医用胶过敏症状，可连续使用，直至患者对症状控制满意为止。

除关节局部压痛点外，可选择足三里穴（附录图 B.22）、阴陵泉穴（附录图 B.40）、血海穴（附录图 B.41）等穴位。足三里穴具有健脾益气、温中散寒、行气消胀、降逆止呕、消食化积、滋补强身、增强免疫力等功效。

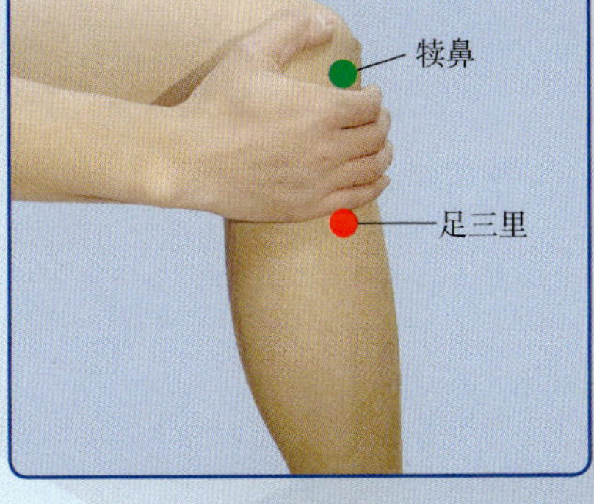

足三里穴

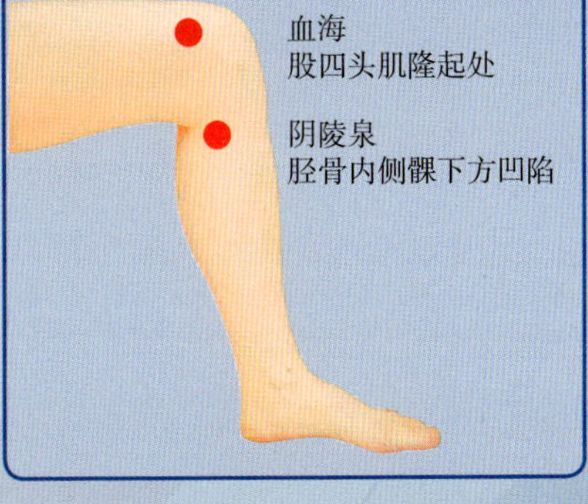

阴陵泉穴、血海穴

## 九、膝关节寒凉

### （一）疾病概述

膝关节寒凉的原因有很多，每个人感觉也不一样，有些人描述为有冷风往膝盖里钻。常见的原因有局部血液循环障碍、神经受损、缺钙铁等矿物质元素以及维生素等。

### （二）穴位治疗

如经补充营养成分和正规骨科治疗仍然不见效，可采用穴位理疗贴贴敷治疗，或者作为综合治疗的辅助手段之一。常用局部阿是穴贴敷，或加鹤顶穴（附录图 B.14）、内外膝眼穴（附录图 B.15）。

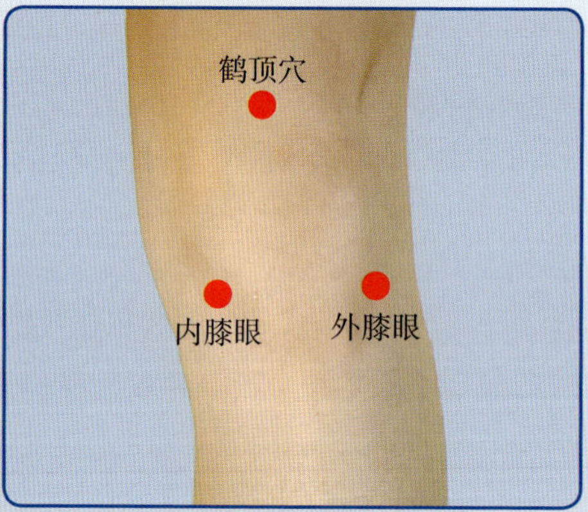


鹤顶穴、内外膝眼穴

## 十、膝关节劳损

### （一）疾病概述

膝关节部位骨骼退变、增生，半月板或髌骨受伤及筋膜韧带劳损等均可导致膝关节疼痛、酸胀、乏力、变形，步行较长距离或上下楼梯时疼痛加重，甚至走路时出现响声，日常生活受限，生活质量下降，严重者可能需要置换人工关节。膝关节劳损在中老年人群中较多见，大多发生于长期从事重体力劳动者，或者经常进行剧烈运动及长时间超负荷步行锻炼的人群。

### （二）穴位治疗

一旦出现膝关节劳损，首要任务是尽可能多休息，并采用物理康复措施进行保健。适当进行膝关节功能锻炼，注意劳逸结合，并补充必要的营养，对膝关节康复有利。

一经发现疼痛等症状，及时使用穴位理疗贴可迅速缓解疼痛，一般情况下，当天即可见效，3~5 天可控制疼痛等症状。坚持经常使用，有利于控制症状并延缓劳损加重。可选择膝关节局部压痛点取穴，或加鹤顶穴（附录图 B.14），内外膝眼穴（附录图 B.15）。

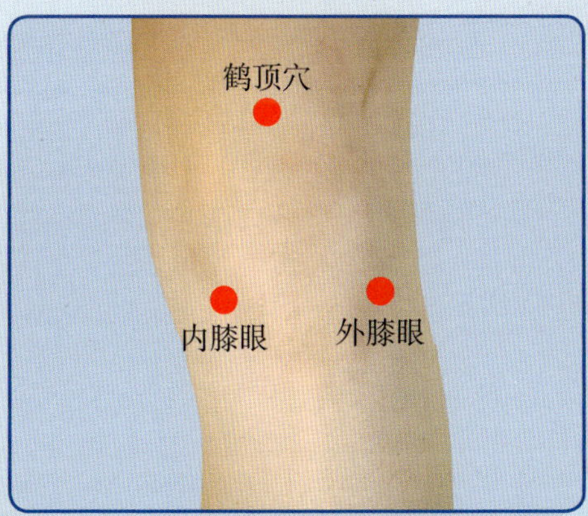


鹤顶穴、内外膝眼穴

## 十一、脚踝扭伤

### （一）疾病概述

脚踝扭伤是日常工作生活中的常见意外损伤。西医处理建议一般为休息、制动，或直接将脚踝抬高以促进静脉回流，缓解软组织进一步肿胀；及时冰敷或冷敷，用冰袋或冷毛巾对脚踝受伤部位周围的软组织进行冰敷，以减少软组织内伤口的出血、渗出和肿胀；3 天后改为热敷，以改善血液循环促进消肿；或者用弹力绷带对脚踝周围进行适度加压包扎，以减少毛细血管充血并缓解脚踝肿胀；局部涂抹外用止痛药以缓解疼痛。一般 3 天以上才能痊愈。

### （二）穴位治疗

经影像学诊断无骨折的脚踝扭伤，使用穴位理疗贴治疗，具有止痛消肿及恢复活动功能的效果，不但缓解疼痛症状见效快，恢复功能时间也大大缩短。及时局部多点贴敷，数小时内疼痛可明显缓解，持续贴敷 24~48 小时疼痛感觉明显减轻，72 小时基本康复。局部肿胀疼痛部位应尽可能多接触穴位理疗贴硬膏，可加太溪穴（附录图 B.53）、解溪穴（附录图 B.57）、昆仑穴（附录图 B.58）以增强疗效。

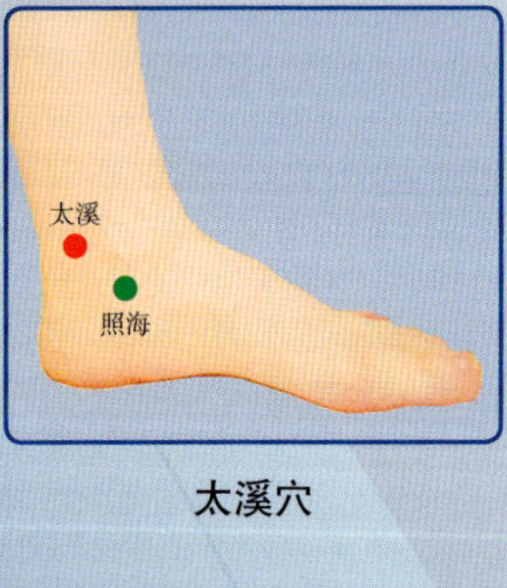

太溪穴

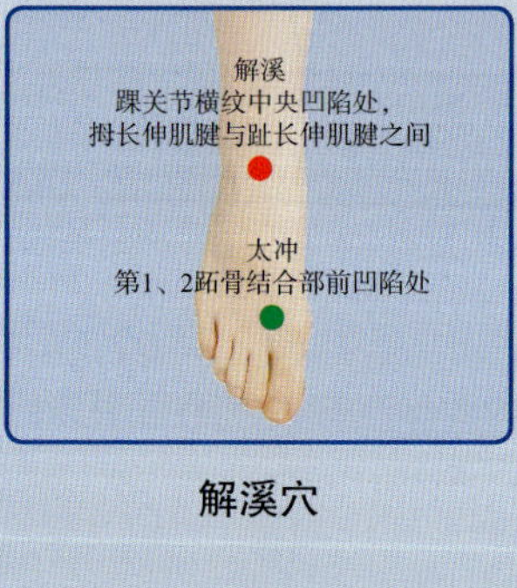

解溪穴

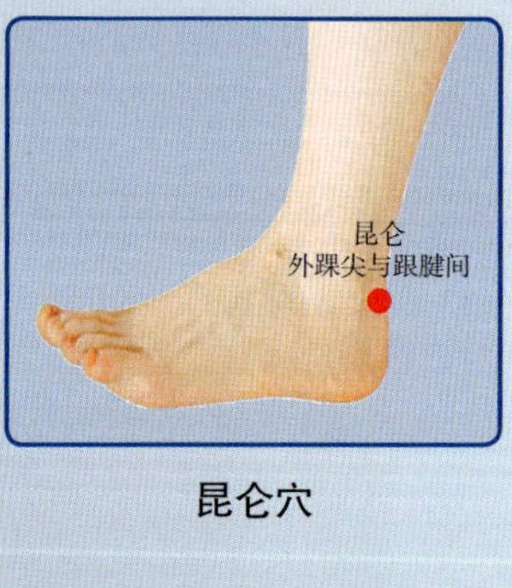

昆仑穴

## 十二、软组织钝挫伤

### （一）疾病概述

钝挫伤是一种闭合性机械性损伤，局部损伤处皮肤外观没有明显伤口，一般伴有皮下青紫、伤部肿胀、功能障碍、疼痛等情况。主要诊断依据是创伤病史和局部疼痛等临床表现，需排查骨折及内脏损伤。现代医学处理原则是：早期冷敷以减少组织充血，72 小时后热敷；外用涂抹或内服非甾体抗炎药以消炎止痛；也常用活血化瘀中药。

### （二）穴位治疗

使用穴位理疗贴多点阿是穴贴敷治疗效果显著，使用方法参见“脚踝扭伤”章节。

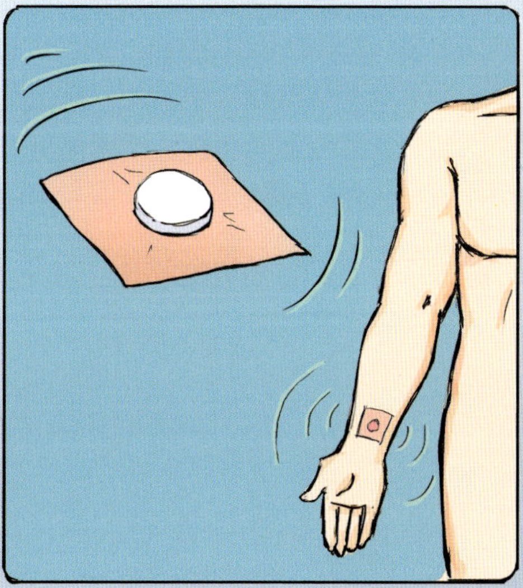

## 十三、痛风

### （一）疾病概述

痛风由体内嘌呤代谢障碍引起高尿酸血症引发，是尿酸盐微结晶导致的无菌性炎症，主要症状为关节红、肿、热、痛及活动受限。各年龄均可发病，男性易患病。初发痛风可在 1 周内自愈，关节疼痛自行缓解。

痛风可分为 4 期，即无症状期、急性期、间歇期和慢性期。在慢性期可能会出现痛风石、痛风性肾炎、慢性关节炎等。一般经过 10~20 年的积累，尿酸沉积形成痛风石而出现关节疼痛，表现为关节炎急性发作，多在晚上突然出现关节疼痛，还可伴有头痛、心慌等症状。

### （二）穴位治疗

痛风的治疗包括发作期的非甾体抗炎药、秋水仙碱、糖皮质激素治疗；间歇期和恢复期的抑制尿酸生成和促进尿酸排泄的药物治疗；以及限制高嘌呤摄入、低热量饮食、保持合理体重、戒烟戒酒、多饮水、避免暴饮暴食、避免过度疲劳和精神紧张等。

穴位理疗贴贴敷关节肿痛点可促进局部血液循环有利于消肿止痛。如头痛可贴敷太阳穴（附录图 B.6）、阳白穴（附录图 B.7）或中渚穴（附录图 B.24）等，心慌贴内关穴（附录图 B.4）。中医认为，痛风的发生与脾的运化功能及肾的主水功能失常相关，因此贴敷脾经血海穴（附录图 B.41）、三阴交穴（附录图 B.29）、阴陵泉穴（附录图 B.40）以及肾经照海穴（附录图 B.25）、太溪穴（附录图 B.53）等穴位，均可缓解痛风症状。

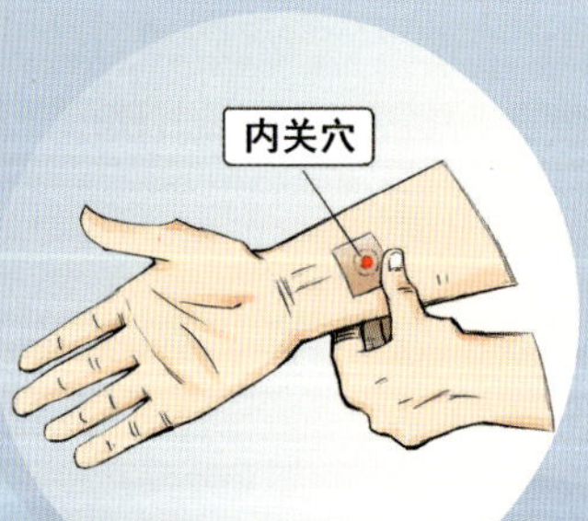

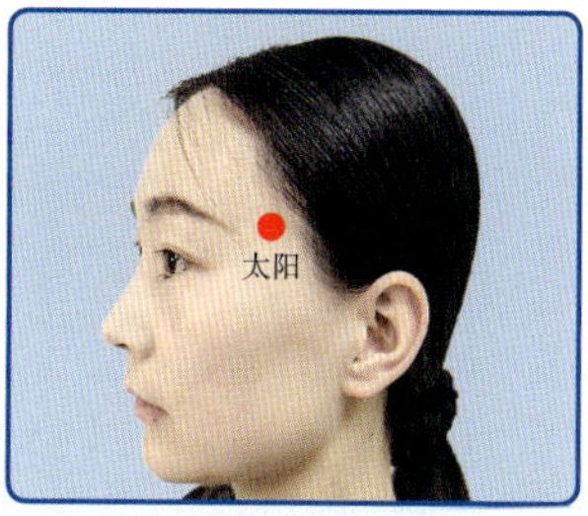


太阳穴

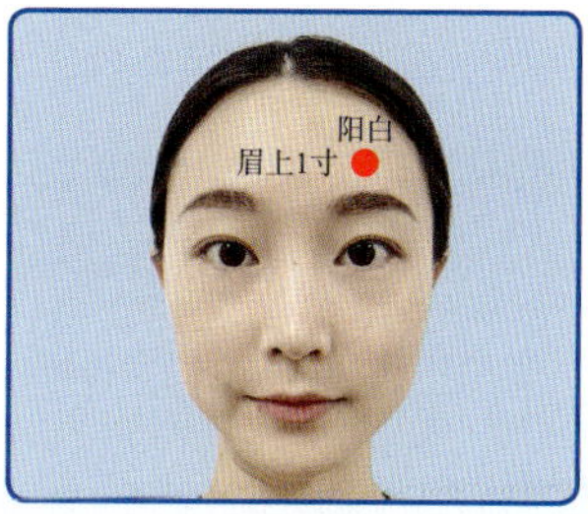


阳白穴

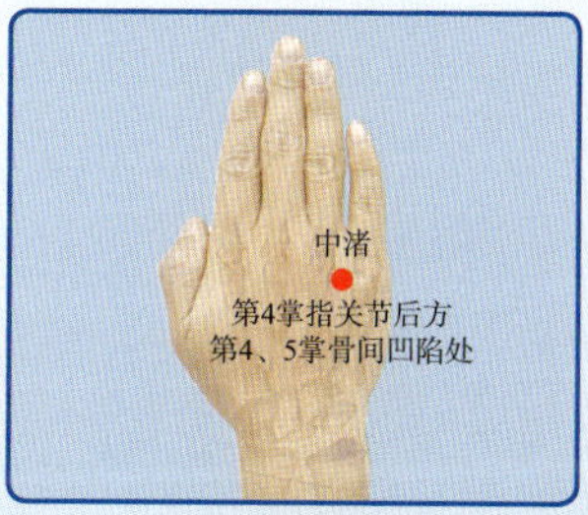


中渚穴

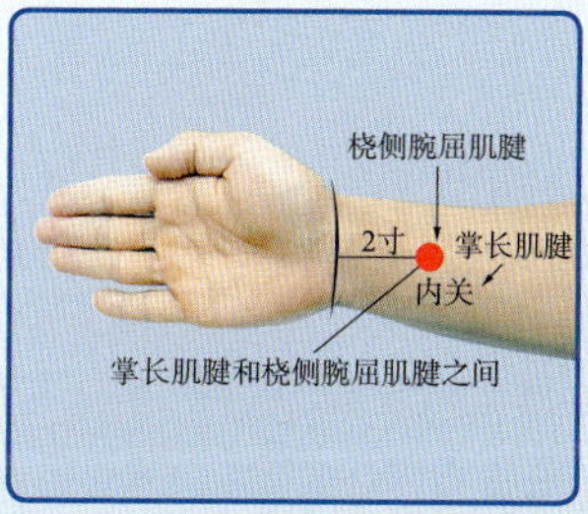


内关穴

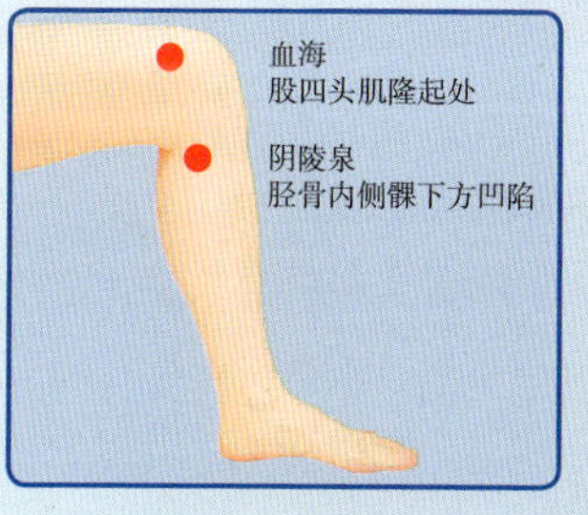


血海穴、阴陵泉穴

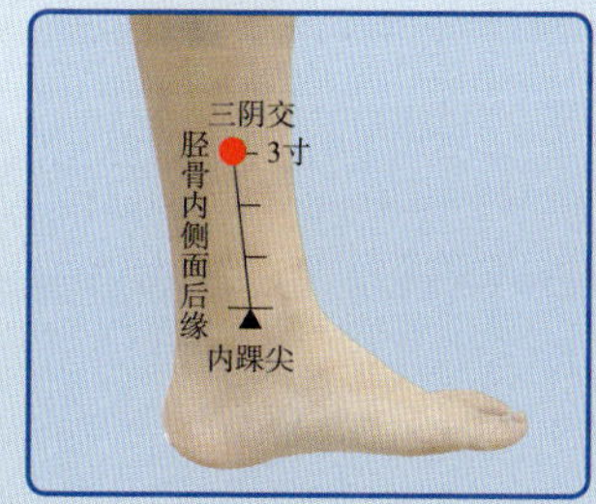


三阴交穴

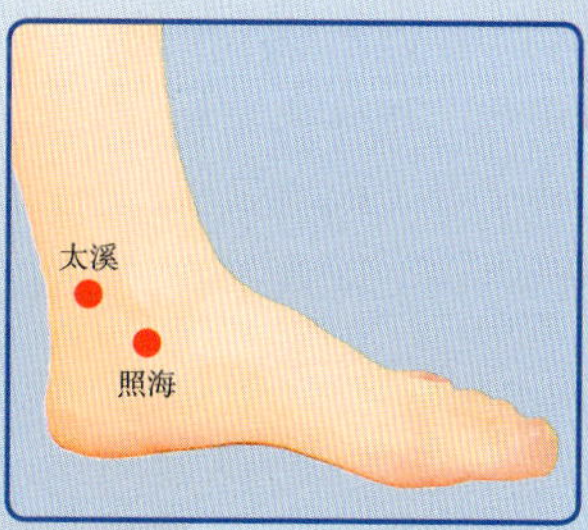


照海穴、太溪穴

# 第七节　亚健康保健

## 一、糖尿病

### （一）疾病概述

糖尿病属于中医“消渴”病范畴，多涉及肺、脾、肾三脏。其病机为阴虚燥热、气阴两伤、阴阳俱损。治则为滋阴清热、调整阴阳平衡。

### （二）穴位治疗

糖尿病辅助治疗取穴：三阴交穴（附录图 B.29）、肺俞穴（附录图 B.45）、脾俞穴（附录图 B.46）、神阙穴（附录图 B.49）具有养阴生津功效，是防治糖尿病的要穴。糖尿病与饮食不节密切关联，脾俞穴可调养脾胃，临床上治疗消渴症经常使用脾俞穴和肾俞穴、三阴交穴相配伍。

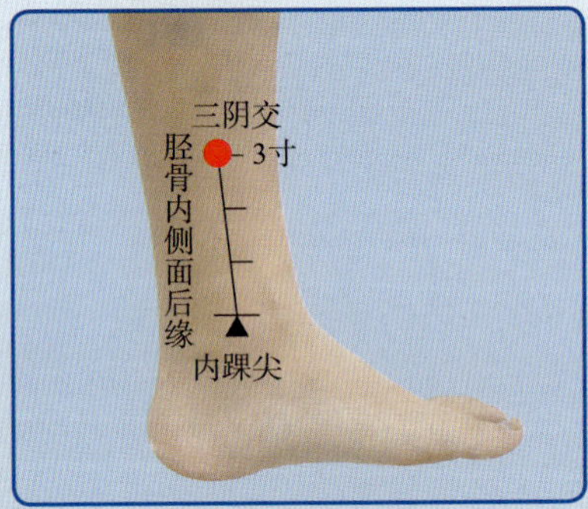


三阴交穴

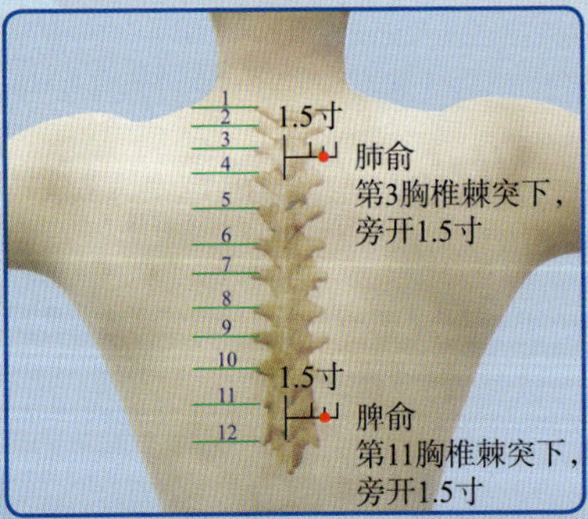


肺俞穴、脾俞穴

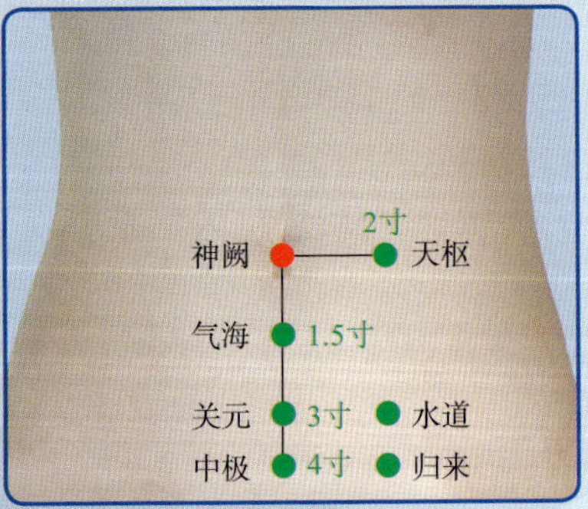


神阙穴

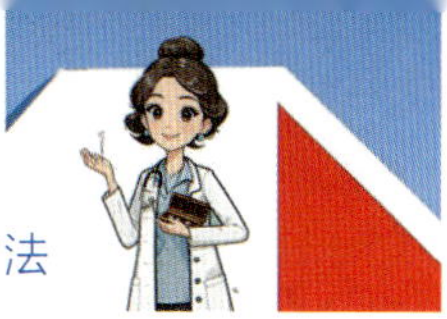

## 二、慢性疲劳综合征

### （一）疾病概述

慢性疲劳综合征指患者自觉疲惫乏力、头痛；记忆力下降、工作效率低；心慌气短，或伴有腰背酸痛、失眠多梦、耳鸣、心烦、抵抗力下降易感冒等症状，持续 3 个月以上。经医院检查排除器质性疾病后，方可做出临床诊断。

仅有 1 个月内短期出现上述症状，往往与生活节奏快、精神高度紧张有关。此类人群大多是工作紧张、压力大的上班族。一般情况下，经过良好的休息和适当的营养补充后，体力即可恢复，症状会减轻或消失。

### （二）穴位治疗

穴位理疗贴治疗可疏通经脉，调整阴阳平衡，改善慢性疲劳状态。根据症状不同，可选择内关穴（附录图 B.4）、神门穴（附录图 B.5）、中脘穴（附录图 B.8）、膻中穴（附录图 B.13）、足三里穴（附录图 B.22）、太渊穴（附录图 B.61）等。

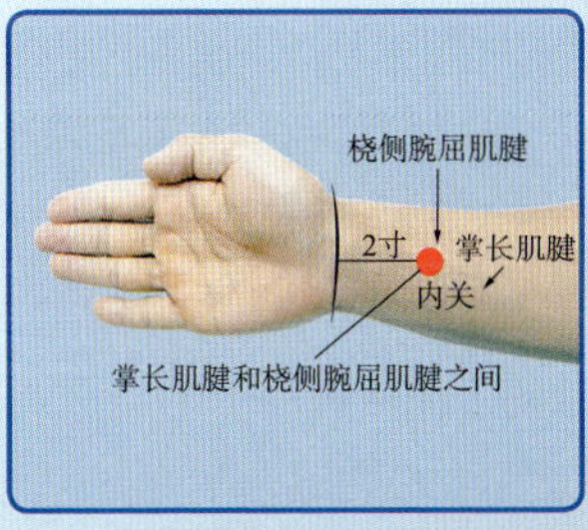


内关穴

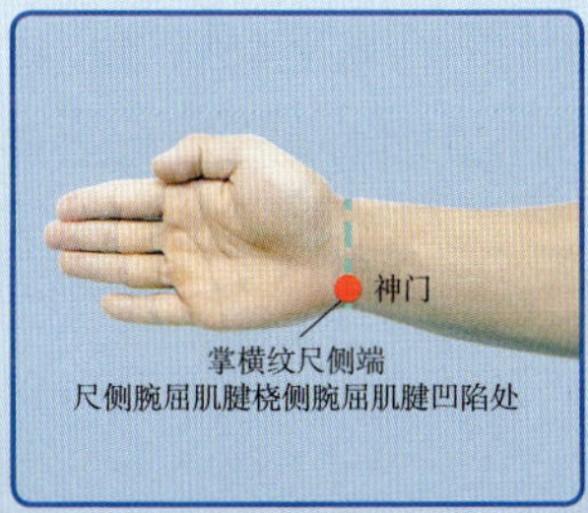


神门穴

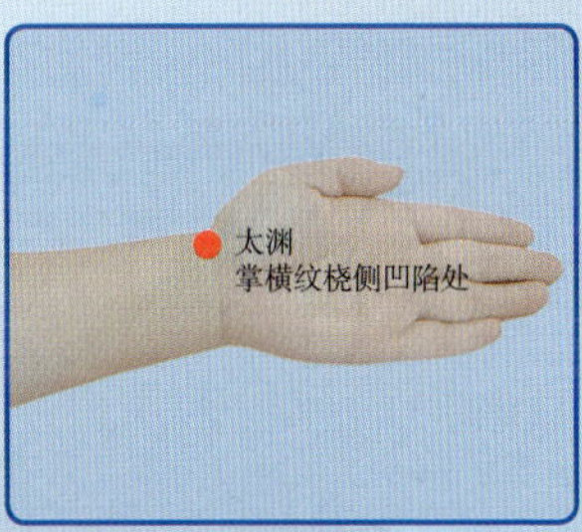


太渊穴

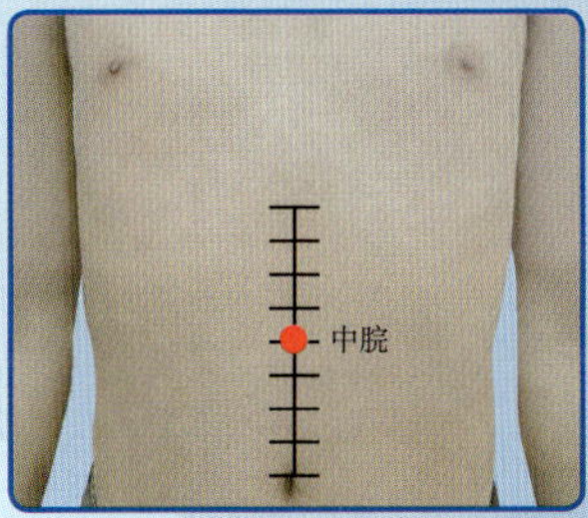


中脘穴

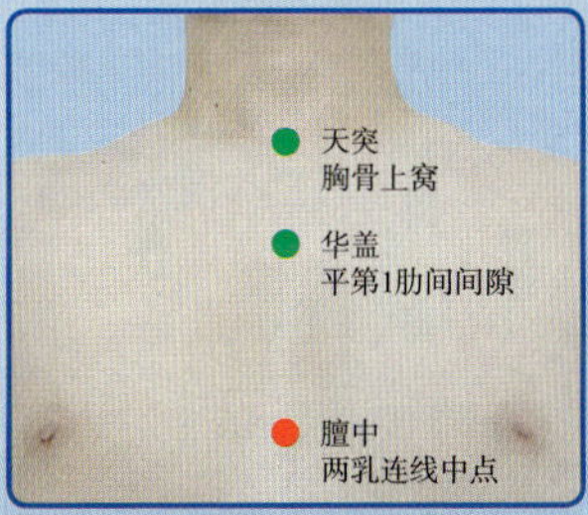


膻中穴

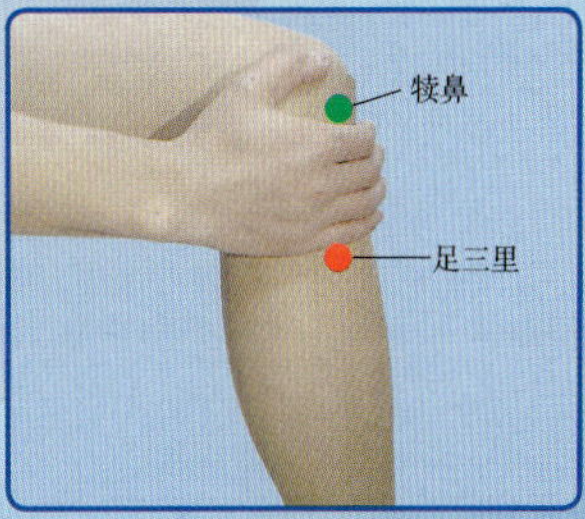


足三里穴

## 三、免疫力低下

### （一）疾病概述

过度劳累、疾病、营养不均衡及缺少体育锻炼等均可导致免疫功能低下，应针对不同的原因进行处理。如存在生活工作压力大、长期过劳、紧张、焦虑情绪者，应自我调节心情、释放压力、规律睡眠、劳逸结合；长期偏食、素食、零食等饮食结构不合理者，应合理安排膳食，多吃优质蛋白质、水果、蔬菜等；符合自身状况的适当体育锻炼，尤其是在户外进行有氧运动对增强免疫力尤为必要，最简单的运动就是每周3~5次，每次30~50分钟的持续中速步行。运动应以身体能够耐受、不感觉心慌不适为宜。对于因疾病引起的免疫力低下者，治疗原发病是根本，如高血压病、糖尿病、肾病等。

### （二）穴位治疗

穴位理疗贴贴敷内关穴（附录图B.4）、足三里穴（附录图B.22）、鱼际穴（附录图B.52）、大椎穴（附录图B.62）等穴位可增强免疫力。大椎穴具有通阳、散寒、除湿功效，经常贴敷可增强体质、预防感冒、强身健体；大、小鱼际与呼吸器官关系密切，刺激大小鱼际可以起到补肺气、防感冒的作用。

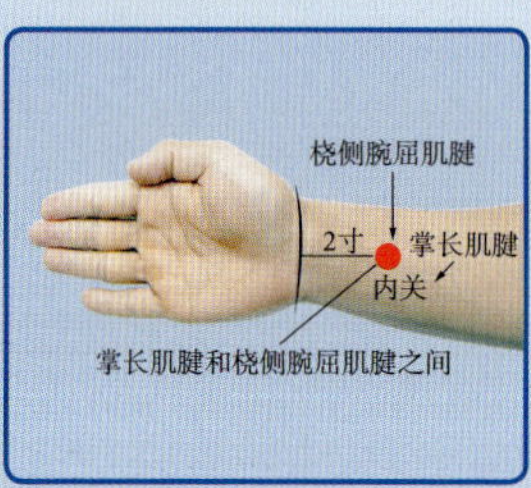

内关穴

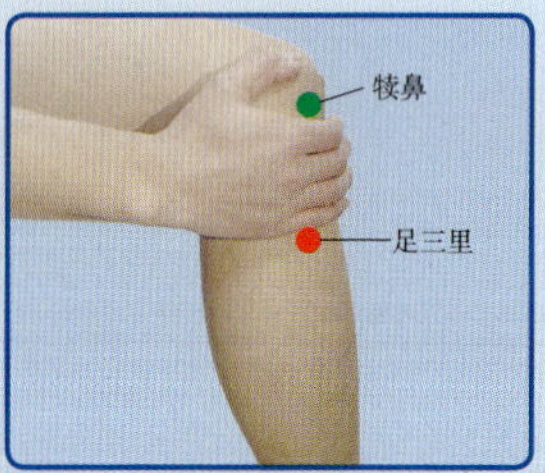

足三里穴

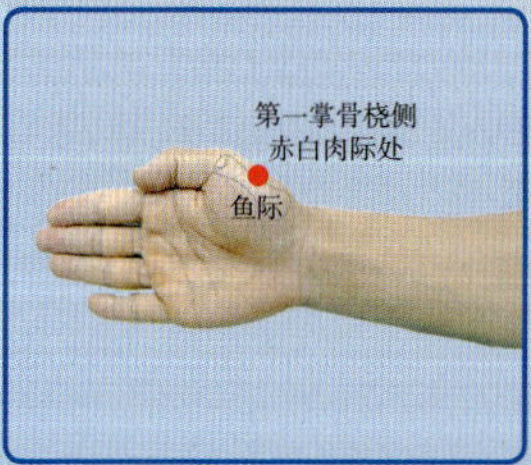

鱼际穴

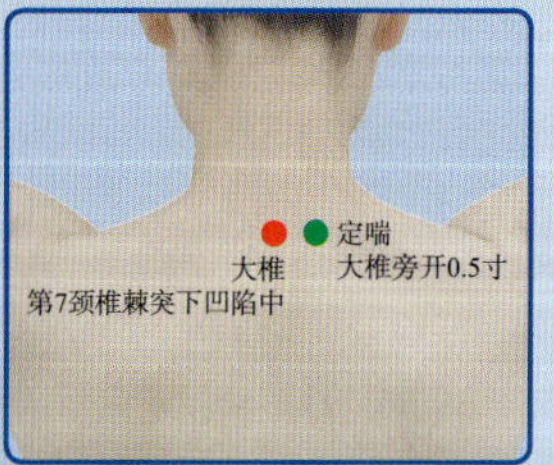

大椎穴

## 四、无名痛

### （一）疾病概述

疼痛是一种主观感觉，是有害因素侵袭身体的信号。疼痛是一种多维度的感官或情感上的不愉快体验。疼痛的评估及治疗应以患者主诉为依据，不同患者的疼痛阈和疼痛耐受力不同，需客观评估疼痛，积极寻找病因并采取正确的方法控制或消除病因。在此基础上对疼痛症状予以对症治疗。

无名痛是指经现代医学各项检查不能确定明确病因的疼痛，如足跟痛、足底痛及腿部疼痛等。常规的治疗方法效果不佳时，穴位疗法往往能起到意想不到的效果。

### （二）穴位治疗

笔者的经验体会是采用穴位理疗贴阿是穴（即局部压痛点）贴敷治疗。如果不能确定准确位置，则采取多点贴敷。一般能在 1 小时至 3 天内见效，经 7~14 天治疗可痊愈。顽固病症需持续 1~3 个月，有些情况下则需经常使用以缓解疼痛。

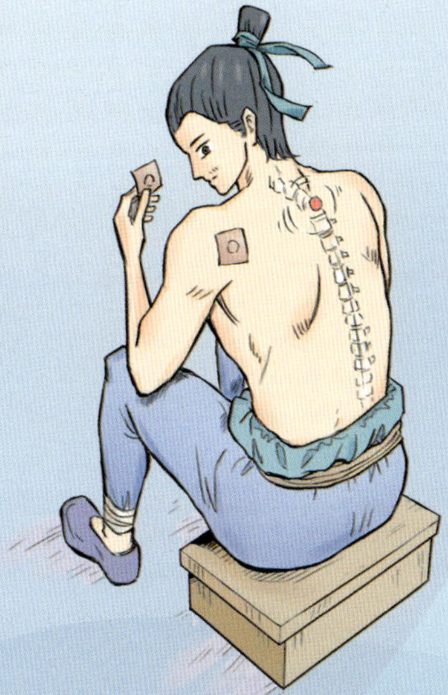

## 五、考试综合征

### （一）疾病概述

考试综合征，也称考试紧张综合征、考试焦虑综合征等，指因应对各种考试而过度劳累和心理压力过大导致的头晕、头痛、注意力不集中、记忆力下降、烦躁或抑郁、焦虑、纳差、乏力、失眠多梦等症状，考试时还会出现头脑空白、思维能力降低、心慌意乱等情况，影响考试成绩。

### （二）穴位治疗

对于考试综合征，自我调节方法是正确看待每一次考试，不过分夸大失利的影响，自我缓解精神压力；提升信心和勇气面对考试；合理安排学习和休息，注意用脑卫生，劳逸结合；均衡营养并经常参加体育运动。

一般情况下，穴位理疗贴治疗也可得到有效改善。根据不适症状，采用穴位理疗贴贴敷内关穴（附录图 B.4）、神门穴（附录图 B.5）、太阳穴（附录图 B.6）、阳白穴（附录图 B.7）及中脘穴（附录图 B.8）等一个或多个穴位，以缓解相应症状。严重者建议咨询心理医师。

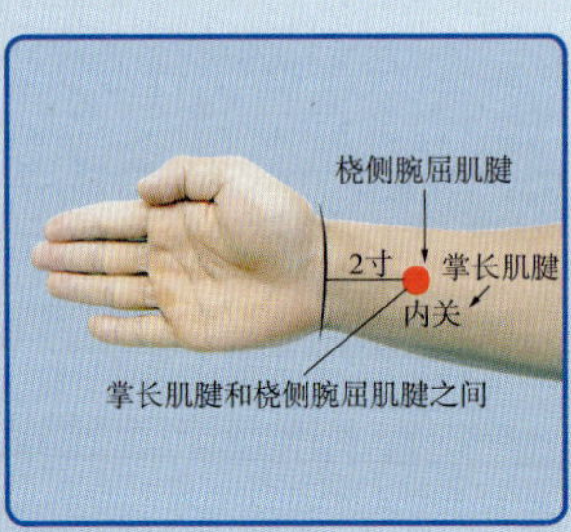

内关穴

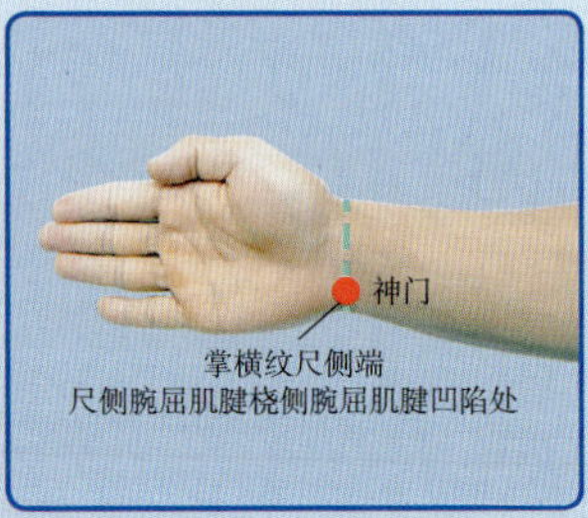

神门穴

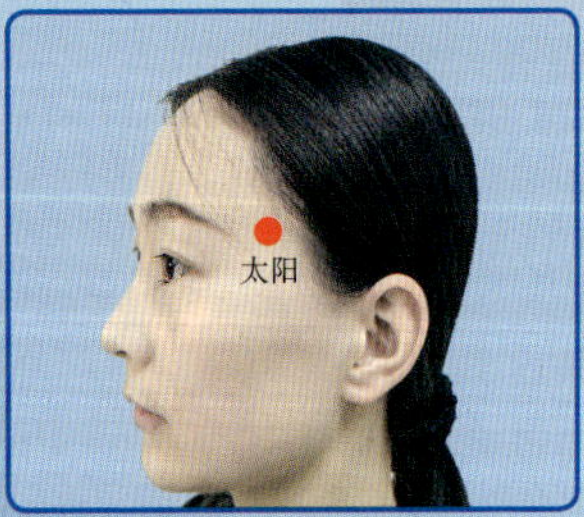

太阳穴

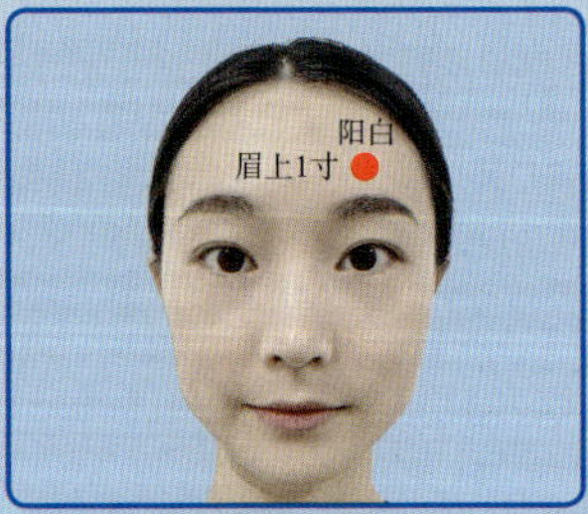

阳白穴

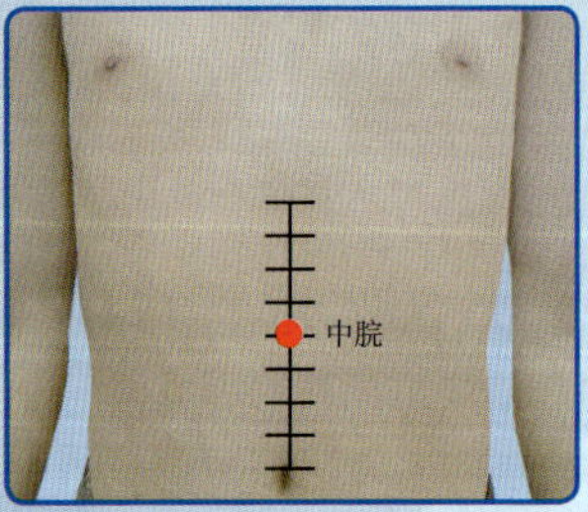

中脘穴

# 第四章

# 冷灸疗法的优势和价值

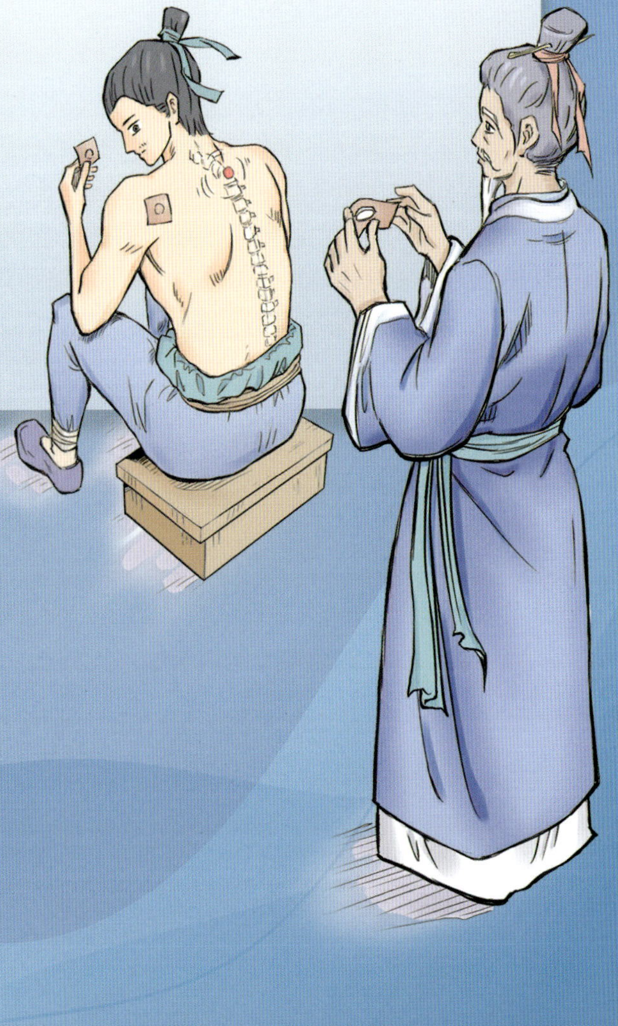

穴位理疗贴作为冷灸疗法的创新性传承载体，是不依靠药物发挥作用、不产生药物不良反应的“生物级”中医理疗技艺。在“简单方便、安全有效”的前提下，通过自我穴位理疗可及时有效地缓解不适，提高生活质量，堪称“大健康”利器。

根据不同情况选择相应的穴位贴敷，可有效缓解不适。对于穴位治疗初学者，只要熟记八句口诀即可：“肚腹三里留，腰背委中求，头项寻列缺，面口合谷收，心胸取内关，小腹三阴交，坐骨贴环跳，腿痛阳陵泉”。掌握“足三里穴、委中穴、列缺穴、合谷穴、内关穴、三阴交穴、环跳穴、阳陵泉穴”这 8 个穴位的应用，可以随时随地解除病痛困扰，在社区、家庭应用前景广阔。

## 一、冷灸疗法的应用优势

### （一）使用安全

穴位理疗贴不使用药物，通过穴位经络原理发挥作用，传承了针灸技艺的“穴位理疗”精髓。但从使用形式上看，人们极易将其与各种膏药贴剂混淆，误认为是一种“小膏药”，但穴位理疗贴的本质属于针灸技艺，或称为“类针灸”。

穴位理疗贴采用与人体完全匹配的物理效应，如生物波、生物电、生物磁等，因与人体匹配，故对人体无不良反应。作用机理为“生物共振效应”与“穴位经络效应”。不使用药物，因此无药物气味及药物的不良反应；物理强度不超出人体范围，无不良反应，比药物贴与磁疗贴更安全。人体细胞释放的红外线波长为 3~50 μm（也称生物波），其中波长 6~14 μm 的远红外线占生物波的 60%（也称生命光线），超出人体范围的红外线可能对人体造成损害。穴位理疗贴不用银针与艾灸条，无针刺创伤与艾条燃烧污染，也无操作不当的烫伤风险。因此，较针灸更安全，患者易于接受。

### （二）效果明显

穴位理疗贴的适用范围为：促进局部血液循环、辅助消炎、消肿和止痛。取

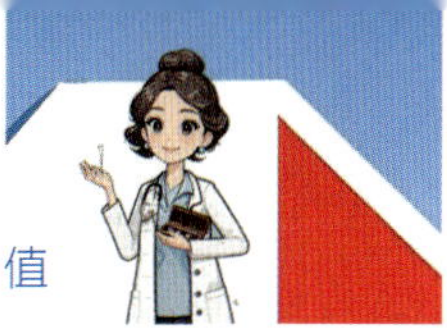

消“具体病症名称”的限制，使得“适用范围”更符合针灸“穴位经络效应”理论的本质，也与现代医学“血液循环”及炎症病理病机吻合。

### （三）操作方便

穴位理疗贴的使用十分简单，且方便携带，随时可用。其独特性在于：①传承了中医针灸技术不使用药物、无药物不良反应、通过物理刺激穴位而发挥治疗或保健作用的独特优势。②避免了针刺的创伤性与艾灸燃烧的环境污染及可能的烫伤风险。同时，因穴位理疗贴硬膏直径尺寸较宽，易于覆盖穴位，使得普通患者在无需畏惧针刺的疼痛与创伤的情况下，也不必担心因找不准穴位而影响疗效。最主要的特点是安全方便，可随身携带、随时自行使用。③产品硬膏接触皮肤无任何刺激，不含药物、无药味，符合人们追求无不良反应的趋势。

## 二、冷灸疗法的临床价值

冷灸疗法－穴位理疗贴的问世，并非为了代替针灸，而是对针灸技术的传承、创新与发展，是扬长避短与必要的补充。尤其契合现代人追求自然的趋势。这一无创伤、无污染、可随身携带、随时自我使用的理疗技艺，犹如口袋里的“保健医师”。平时学一点穴位知识，随时为自己与家人的健康保驾护航，提高生活质量。冷灸疗法的常见使用场景参见表 4–1。

**表 4–1　冷灸疗法的常见使用场景**

| 职业 / 人群 | 亚健康症状 | 穴位理疗贴作用疗效 |
|---|---|---|
| 儿童 / 学生<br>各类考试人群 | 考试紧张 | 穴位理疗贴贴敷于“内关穴”可缓解考试紧张情绪 |
| 教师 / 话务员 / 销售员<br>（各年龄段人群） | 急慢性咽炎；刺激性咳嗽；咽痒；咽痛；咽部异物感；过敏性咳嗽 | 穴位理疗贴贴敷于“天突穴”缓解咽炎刺激性咳嗽等，见效快 |
| 职业司机 / 私家车主<br>领导 / 白领 / 高管 / 企业主 | 情绪紧张；工作压力大 | 穴位理疗贴贴敷于“内关穴”可缓解紧张情绪，双向调节，保护心脏 |
| 久坐办公 / 伏案工作人士<br>（电脑操作、文案工作等） | 颈椎病；腰背痛；牙神经痛；偏头痛 | 穴位理疗贴对准“痛点”，即“阿是穴”，效果好，见效快 |

（续表）

| 职业 / 人群 | 亚健康症状 | 穴位理疗贴作用疗效 |
|---|---|---|
| 体力劳动者 | 腰肌劳损或肌肉扭伤；关节痛；坐骨神经痛；肋间神经痛；无名痛 | 穴位理疗贴对准痛点，即“阿是穴”贴敷，效果好，见效快 |
| 中老年亚健康 | 神经肌肉慢性疼痛；四肢关节痛 | 穴位理疗贴对准痛点，即“阿是穴”贴敷，适合长期使用 |
| 更年期综合征<br>心脏神经症 | 心慌、烦躁、失眠（心脑电图等常规检测结果正常） | 穴位理疗贴贴敷内关穴可缓解心慌胸闷症状，改善睡眠 |

### （一）康复医疗与保健价值

根据针灸取穴原理，理论上对针刺穴位有效的病症，穴位理疗贴均有效。更重要的是，它可用于常见慢性病、疑难病症的日常自我辅助治疗与康复，以及养生保健与缓解亚健康症状，提高生活质量。其简单易行的特点是对针灸疗法十分有益的补充。

### （二）临床医学科研价值

实践证明，冷灸疗法 – 穴位理疗贴对一些目前现代医学尚无良策的疑难病症，如难治性咳嗽（过敏性咳嗽），疗效显著。深入开展现代医学与冷灸疗法的联合研究，将有助于探索并解决某些常见临床疑难病症的治疗难题。

### （三）培养健康生活方式的价值

有病就吃药几乎是多数人的第一想法，但“是药三分毒”的道理也几乎人人皆知。随着冷灸疗法的宣传、传播与推广，将极大地减少药物滥用，尽可能减少化学药物对人体的损害，这与国家大力发展中医药方针与健康中国战略相吻合。

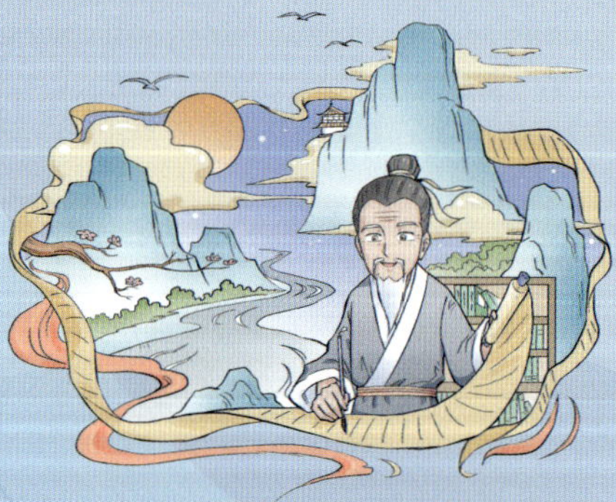

# 附录 A

# 穴位定位方法

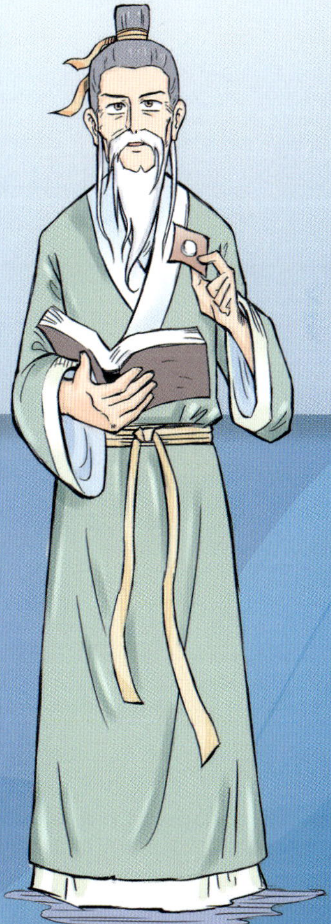

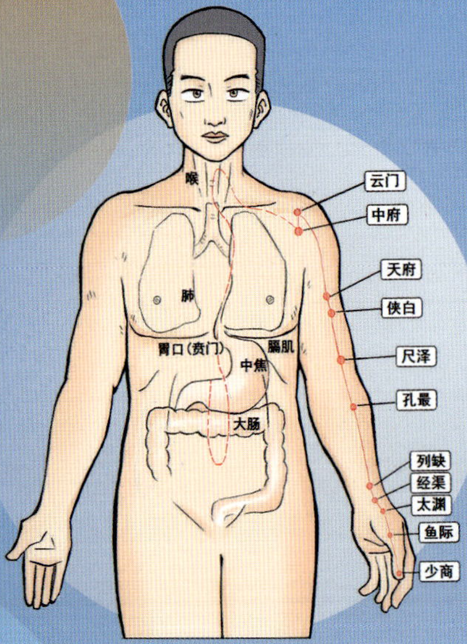
喉
云门
中府
天府
侠白
肺
胃口（贲门）
膈肌
中焦
尺泽
孔最
大肠
列缺
经渠
太渊
鱼际
少商

穴位定位方法，又称取穴法，是指确定腧穴位置的基本方法。确定腧穴位置，要以体表标志为主要依据。在距离标志较远的部位，则于两标志之间折合一定的比例寸，称“骨度分寸”，用此“寸”表示上下左右的距离。取穴时，用手指比量这种距离，则有手指“同身寸”的应用。

## 一、体表标志法

体表标志主要指分布于全身体表的骨性标志和肌性标志，可分为固定标志和活动标志两类。

### （一）固定标志

固定标志定位是指利用五官、毛发、乳头、脐窝和骨节凸起、凹陷及肌肉隆起等固定标志来取穴的方法。比较明显的标志如：两眉中间取印堂（图 B.21）；两乳中间取膻中（图 B.13）；脐旁 2 寸取天枢（图 B.48）；腓骨小头前下缘取阳陵泉（图 B.43）；俯首显示最高的第 7 颈椎棘突下取大椎（图 B.62）等。此外，肩胛冈平第 3 胸椎棘突，肩胛骨下角平第 7 胸椎棘突，髂嵴平第 4 腰椎棘突，这些可作为背腰部穴位的取穴标志。

### （二）活动标志

活动标志定位是指利用关节、肌肉、皮肤随活动而出现的孔隙、凹陷、皱纹等活动标志来取穴的方法。如耳门（图 B.10）、听宫（图 B.9）等应张口取；下关（图 B.60）应闭口取。又如，曲池（图 B.30）宜屈肘于横纹头处取之；外展上臂时肩峰前下方的凹陷中取肩髃（图 B.31）；取阳溪穴（图 B.34）时应将拇指跷起，当拇长、短伸肌腱之间的凹陷中取之。人体全身各部主要体表标志如下：

（1）第 2 肋：平胸骨角水平，锁骨下可触及的肋骨即第 2 肋。

（2）第 4 肋间隙：男性乳头平第 4 肋间隙。

（3）第 3 胸椎棘突：直立，两手下垂时，两肩胛冈内侧端连线与后正中线的交点。

（4）第 7 胸椎棘突：直立，两手下垂时，两肩胛骨下角水平线与后正中线的交点。

（5）第 4 腰椎棘突：两髂嵴最高点连线与后正中线的交点。

（6）第 2 骶椎：两髂后上棘连线与后正中线的交点。

（7）内踝尖：内踝最凸起处。

（8）外踝尖：外踝最凸起处。

## 二、骨度分寸法

骨度分寸法，古称“骨度法”，即以骨节为主要标志测量周身各部的大小、长短，并依其尺寸按比例折算作为定穴的标准。杨上善说：“以此为定分，立经脉，并取空穴”。“分部折寸以患者本人的身材为依据。此法的记载，最早见于《灵枢·骨度》篇，其所测量的人体高度七尺五寸，其横度（两臂外展，两手平伸，以中指端为准）也是七尺五寸。取用时，将设的骨节两端之间的长度折成为一定的等分，每一等分为一寸。不论男女老幼，肥瘦高矮，一概以此标准折量作为量取腧穴的依据。全身各部位骨度折量寸列表见表 A–1、图示参见图 A.1。

**表 A–1　骨度折量寸表**

| 部位 | 起止点 | 折量寸 | 说明 |
|---|---|---|---|
| 头面部 | 前发际正中到后发际正中 | 12 | 用于确定头部经穴的纵向距离 |
| | 眉间（印堂）到前发际正中 | 3 | 用于确定头部经穴的纵向距离 |
| | 后发际正中到第七颈椎棘突下（大椎） | 3 | 用于确定头部经穴的横向距离 |
| | 前额两发角（头维）之间 | 9 | 用于确定头前部经穴的横向距离 |
| | 耳后两乳突（完骨）之间 | 9 | 用于确定头后部经穴的横向距离 |
| 胸腹部 | 胸骨上窝（天突）到胸剑结合中点 | 9 | 用于确定胸部任脉经穴的纵向距离 |
| | 胸剑结合中点到脐中（神阙） | 8 | 用于确定上腹部经穴的纵向距离 |
| | 脐中（神阙）到耻骨联合上缘 | 5 | 用于确定下腹部经穴的纵向距离 |
| | 两乳头之间 | 8 | 用于确定胸腹部经穴的横向距离 |
| 胁部 | 腋窝顶点到第十一肋游离端 | 12 | 用于确定胁部经穴的横向距离 |
| 腰背部 | 肩胛骨内缘到后正中线 | 3 | 用于确定背腰部经穴的横向距离 |
| | 肩峰缘到后正中线 | 8 | 用于确定肩背部经穴的横向距离 |
| 上肢部 | 腋前、后纹头到肘横纹（平肘尖） | 9 | 用于确定臂部经穴的纵向距离 |

（续表）

| 部位 | 起止点 | 折量寸 | 说明 |
|---|---|---|---|
| | 肘横纹（平肘尖）到腕掌（背）侧横纹 | 12 | 用于确定前臂部经穴的纵向距离 |
| 下肢部 | 耻骨联合上缘到股骨内上髁上缘 | 18 | 用于确定下肢内侧部腧穴的纵向距离 |
| | 胫骨内侧髁下缘到内踝尖 | 13 | 用于确定小腿内侧部腧穴的纵向距离 |
| | 臀横纹到膝中 | 14 | 用于确定大腿后侧腧穴的纵向距离 |
| | 股骨大转子到膝中 | 19 | 用于确定大腿外侧部腧穴的纵向距离 |
| | 膝中到外踝尖 | 16 | 用于确定小腿外侧部腧穴的纵向距离 |

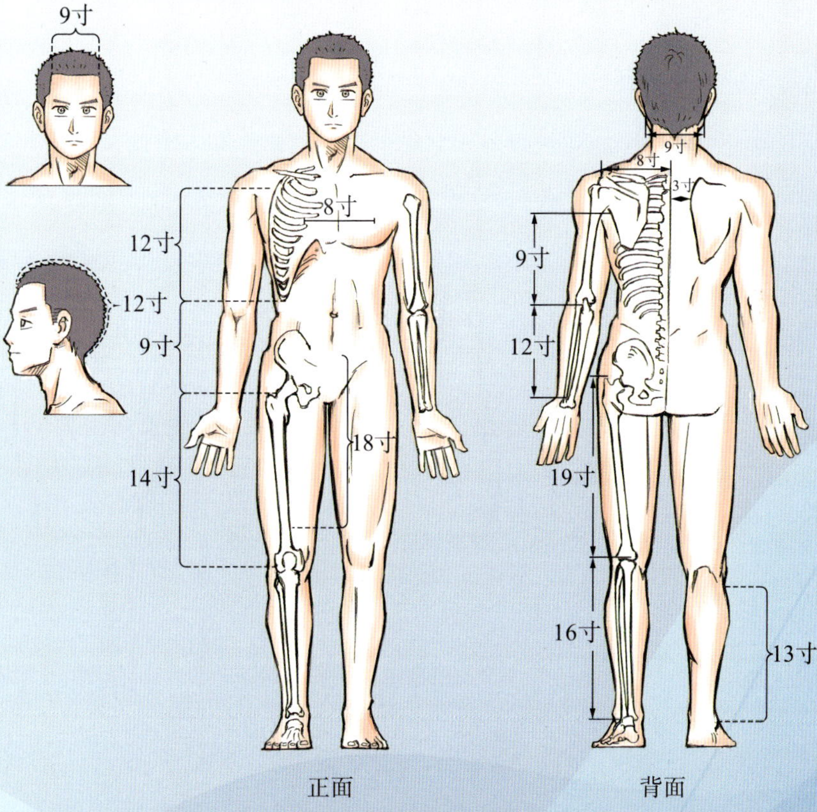


图 A.1　骨度折量寸图

## 三、指寸定位法

指寸定位法即手指同身寸取穴法，又称“指寸法”“手指比量法”“一夫法”等。是以患者本人手指为标准，量取腧穴的定位方法。临床常用有以下三种：

（1）中指同身寸：以患者中指弯曲时，中节桡侧两端纹头之间的距离作为1寸（图 A.2）。

（2）拇指同身寸：以患者拇指指关节的宽度作为1寸（图 A.3）。

（3）横指同身寸：又称一夫法，当患者将示指、中指、无名指和小指并拢时，以中指中节横纹为准，四指的宽度定为3寸（图 A.4）。

手指同身寸只能在骨度法的基础上运用，不能以指寸悉量全身各部，否则长短失度。明代张介宾《类经图翼》说：“同身寸者，谓同于人身之尺寸也。人之长短肥瘦各自不同，而穴之横直尺寸亦不能一。如今以中指同身寸法一概混用，则人瘦而指长，人肥而指短，岂不谬误？故必因其形而取之，方得其当。”

以上说明，体表标志和骨度分寸是确定腧穴位置的基本方法，手指同身寸只能作为前者的一种配合方法。

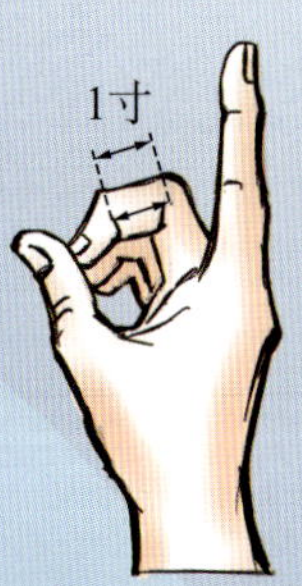


图 A.2　中指同身寸图

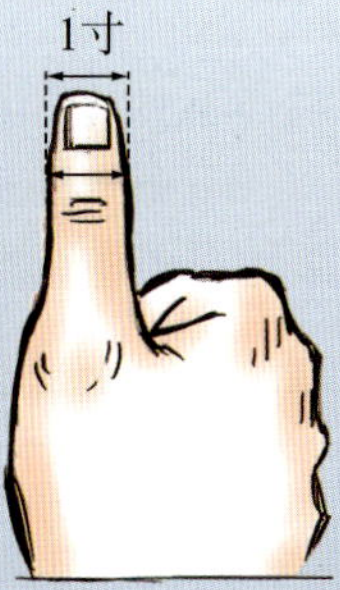


图 A.3　拇指同身寸图

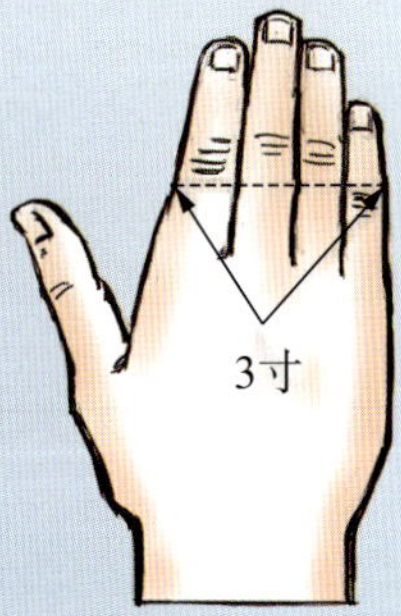


图 A.4　横指同身寸图

附录 B

# 常用穴位功效定位图

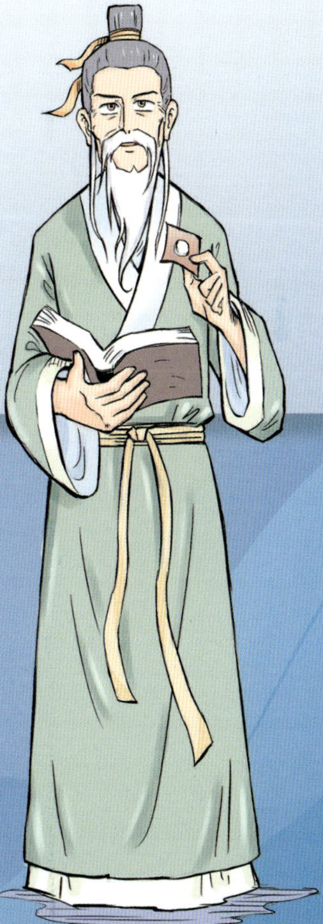

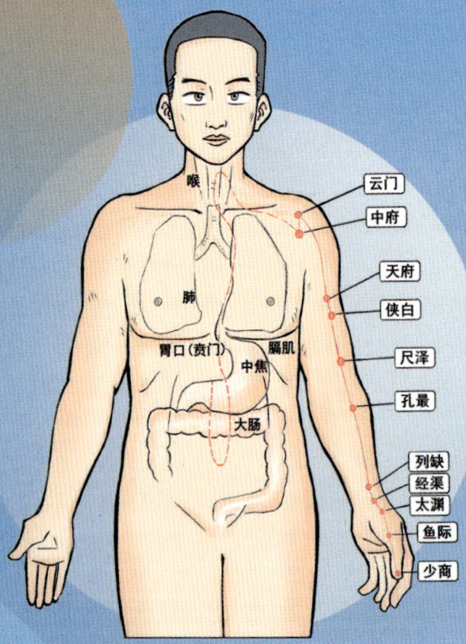
喉
云门
中府
肺
天府
侠白
胃口（贲门）
膈肌
中焦
尺泽
孔最
大肠
列缺
经渠
太渊
鱼际
少商

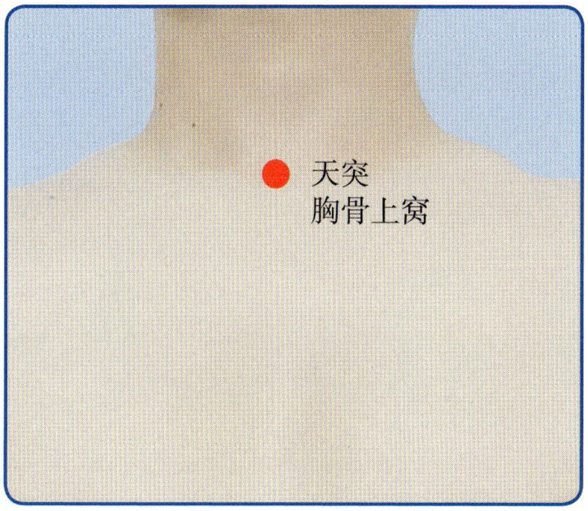


图 B.1 天突穴

【天突穴】（图 B.1）

位置：位于颈部，前正中线上，胸骨上窝正中。

主治：①咳嗽、哮喘、胸痛、咽喉肿痛、暴喑等肺系病证；②瘿气、梅核气、噎膈等气机不畅病证。

【璇玑穴】（图 B.2）

位置：位于前正中线上，天突穴下 1 寸处，胸骨柄的中央处。

主治：①咳嗽，气喘，胸痛；②咽喉肿痛；③积食。

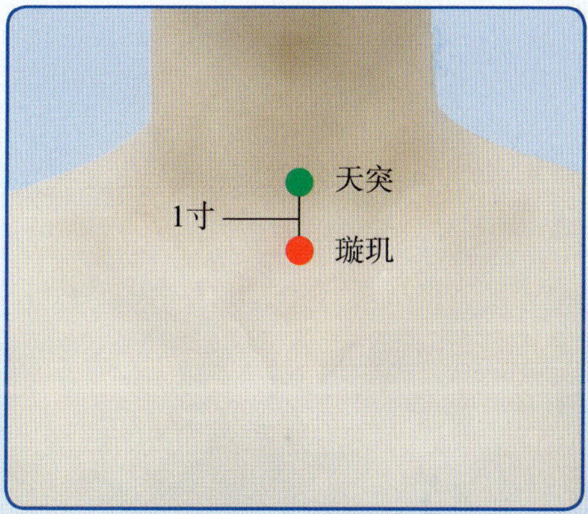


图 B.2 璇玑穴

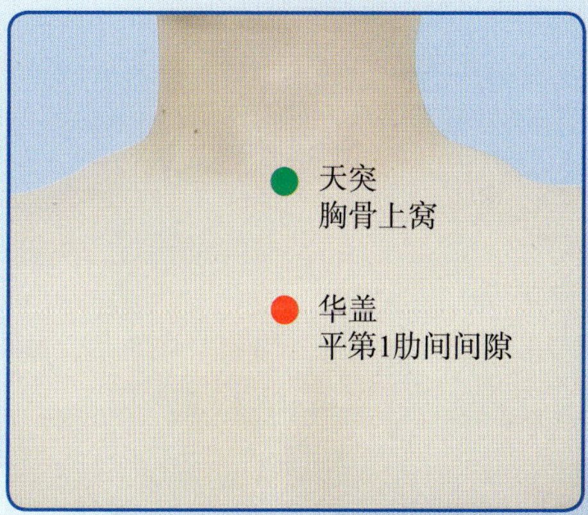


图 B.3 华盖穴

【华盖穴】（图 B.3）

位置：位于前正中线上，平第 1 肋间间隙，胸骨角的中点处。

主治：咳嗽，气喘，胸痛。

【内关穴】（图 B.4）

位置：掌侧腕横纹上 2 寸，掌长肌腱与桡侧腕屈肌腱之间。

主治：①心痛、心悸、胸闷、胸痛等心胸病证；②胃痛、呕吐、呃逆等肠胃病证；③上肢痹痛、偏瘫、手指麻木等局部病证；④失眠，癫痫。

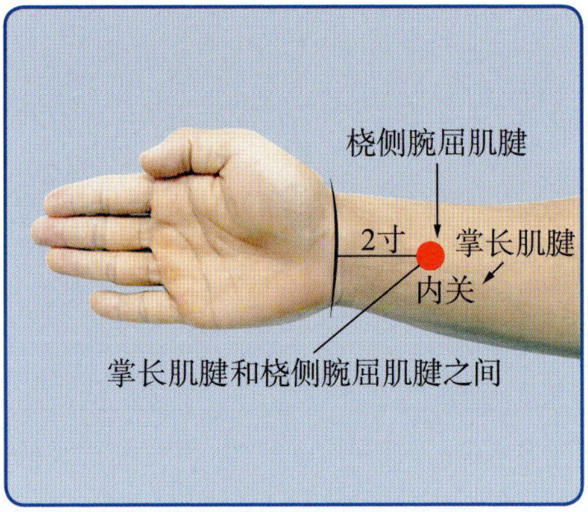


图 B.4　内关穴

【神门穴】（图 B.5）

位置：位于腕掌侧横纹尺侧端，尺侧腕屈肌腱的桡侧凹陷处。

主治：①心痛、心烦、惊悸、怔忡、健忘、失眠、痴呆、癫痫等心与神志病证；②高血压；③胸胁痛。

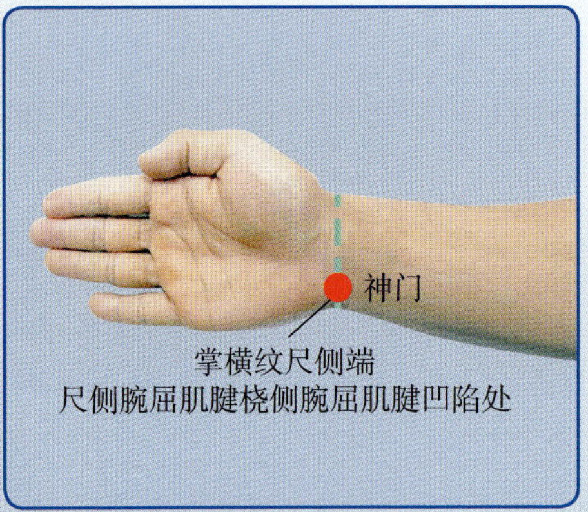


图 B.5　神门穴

【太阳穴】（图 B.6）

位置：位于颞部，眉梢与目外眦之间，向后约 1 横指的凹陷处。

主治：①头痛；②目疾；③面瘫。

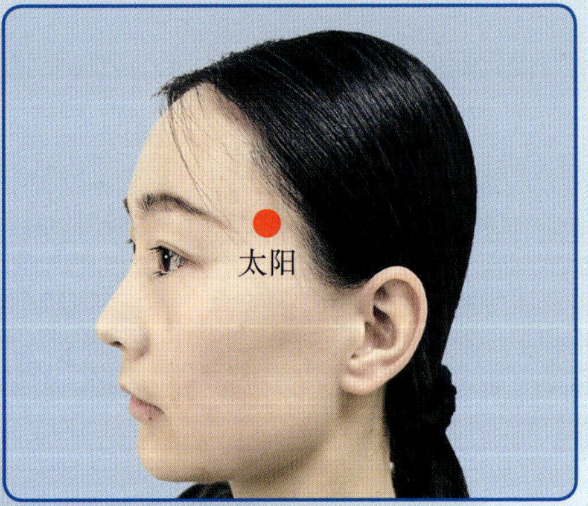


图 B.6　太阳穴

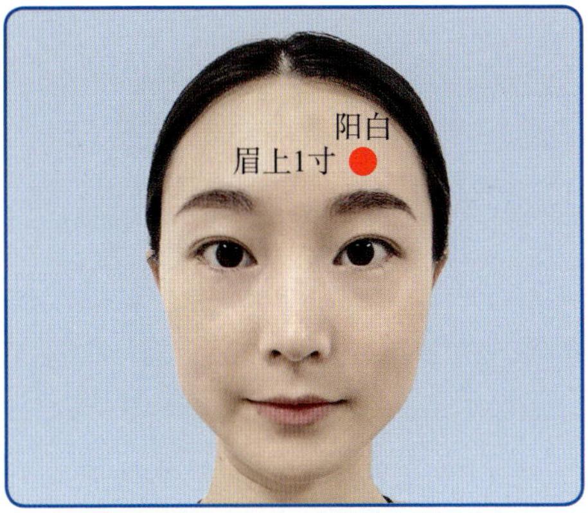


图 B.7　阳白穴

【阳白穴】(图 B.7)

位置：位于额部，目正视，瞳孔直上，眉上 1 寸处。

主治：①前头痛；②目痛、雀目、眼睑瞤动、视物模糊、眼睛疲劳、结膜炎、眼干燥症等目疾。

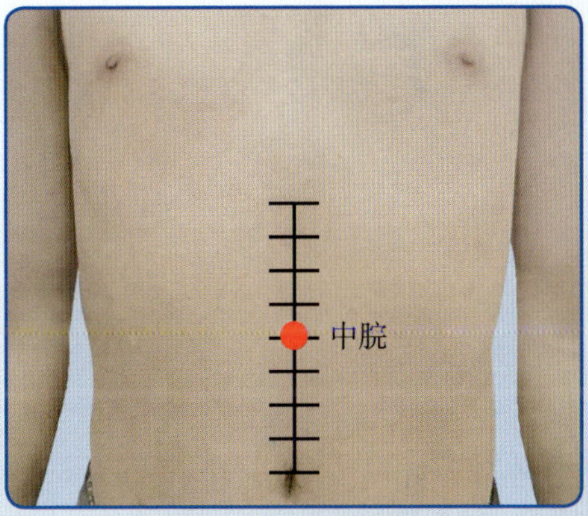


图 B.8　中脘穴

【中脘穴】(图 B.8)

位置：位于上腹部，前正中线上，脐上 4 寸，胸剑联合与肚脐连线的中点处。

主治：①胃痛、腹胀、纳呆、呕吐、吞酸、呃逆、小儿疳积等脾胃病证；②黄疸；③癫狂，脏躁。

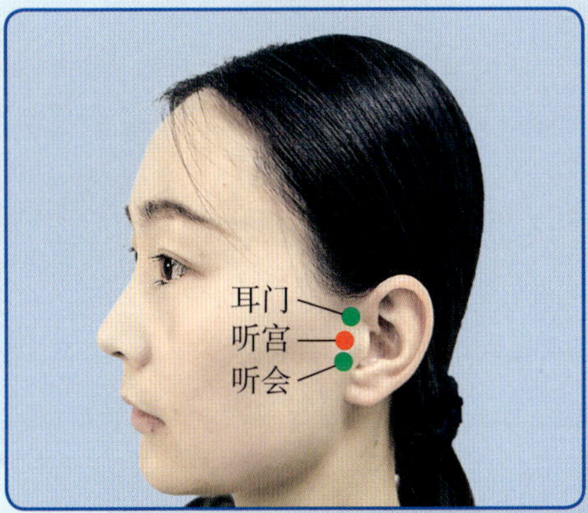


图 B.9　听宫穴

【听宫穴】(图 B.9)

位置：位于耳屏前，下颌骨髁状突的后方，张口时呈凹陷处。

主治：①耳鸣、耳聋、聤耳等耳疾；②齿痛。

【耳门穴】(图 B.10)

位置：位于耳屏上切迹前，下颌骨髁状突后缘，张口时呈凹陷处。

主治：①耳鸣、耳聋、聤耳等耳疾；②齿痛，颈颌痛。

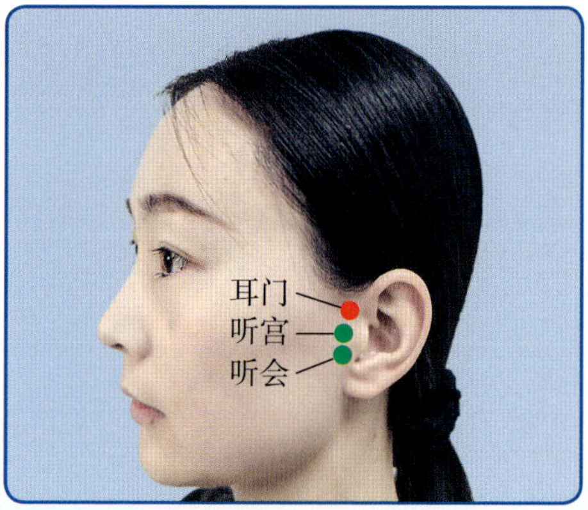


图 B.10 耳门穴

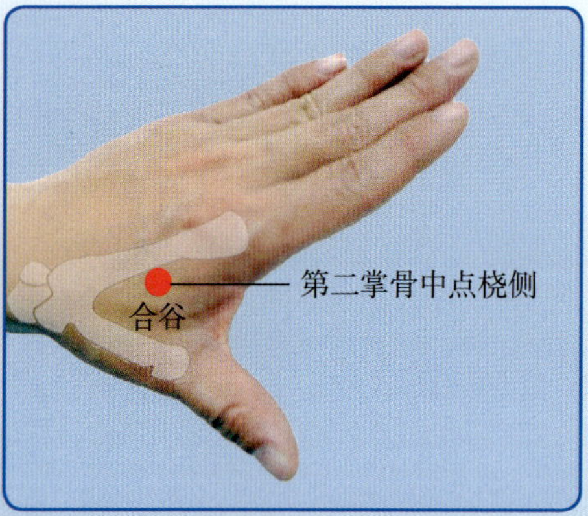


图 B.11 合谷穴

【合谷穴】(图 B.11)

位置：位于手背，第 1、2 掌骨间，第 2 掌骨桡侧的中点处。

主治：①头痛、目赤肿痛、齿痛、鼻衄、口眼歪斜、耳聋等头面五官诸疾；②发热恶寒等外感病证，热病无汗或多汗；③经闭、滞产等妇产科病证。

【外关穴】(图 B.12)

位置：位于前壁外侧，腕背横纹上 2 寸处，尺骨与桡骨正中间，与内关穴相对。

主治：①热病；②头痛、目赤肿痛、耳鸣、耳聋等头面五官病证；③瘰疬；④胁肋痛；⑤上肢痿痹不遂。

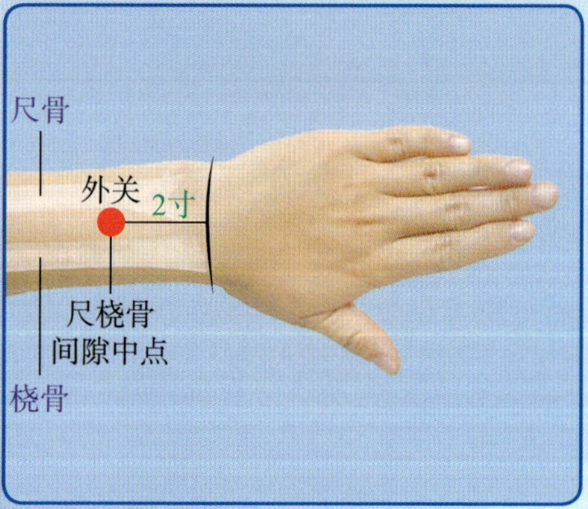


图 B.12 外关穴

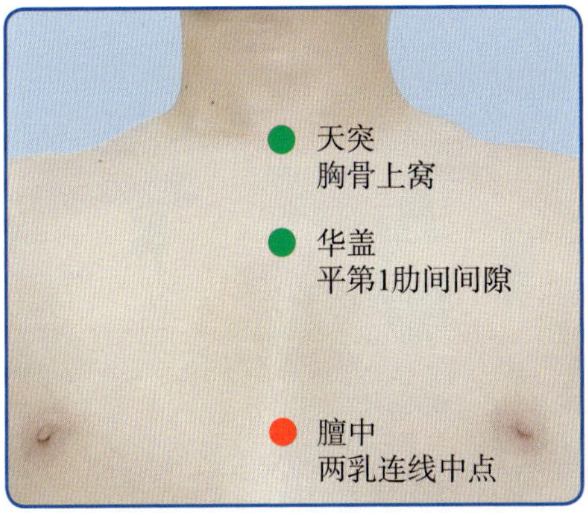


图 B.13　膻中穴

【膻中穴】（图 B.13）

位置：前正中线上，平第 4 肋间隙，两乳头连线与前正中线的交点处。

主治：①咳嗽、气喘、胸闷、心痛、噎膈、呃逆等胸中气机不畅的病证；②产后乳少、乳痈、乳癖等乳病证。

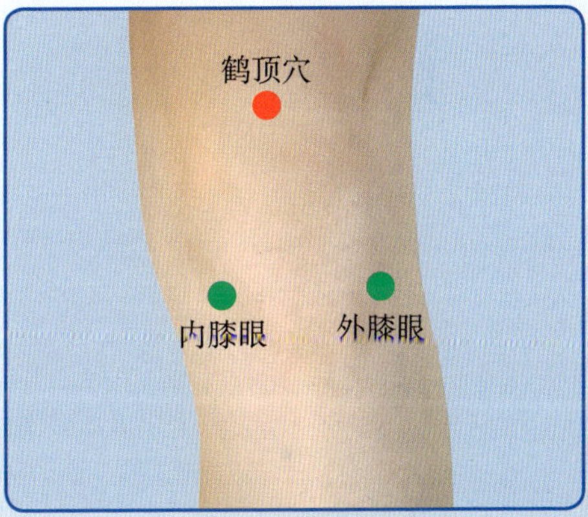


图 B.14　鹤顶穴

【鹤顶穴】（图 B.14）

位置：位于膝部，髌骨上缘正中凹陷处。

主治：膝关节酸痛，腿痛，腿足无力等病证。

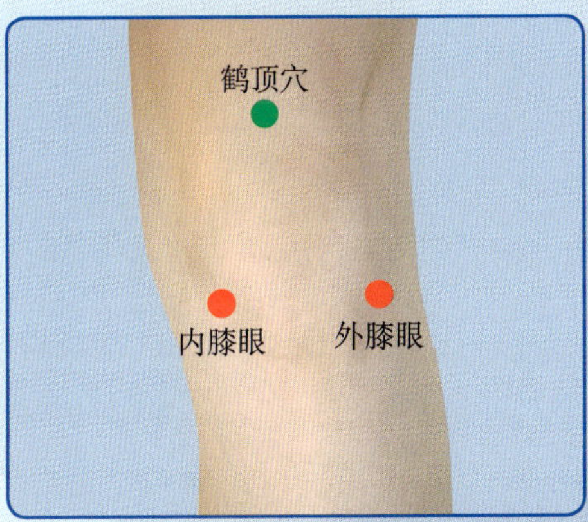


图 B.15　膝眼穴

【膝眼穴】（图 B.15）

位置：在髌韧带两侧凹陷处，内侧称内膝眼，外侧称外膝眼。

主治：膝关节酸痛，膝关节炎，下肢萎软无力，瘫痪等病证。

【中髎穴】(图 B.16)

位置：位于骶区，正对第三骶后孔中。

主治：①月经不调、赤带白下等妇科病证；②小便不利、便秘、泄泻等肠胃病证；③腰骶痛等局部病证。

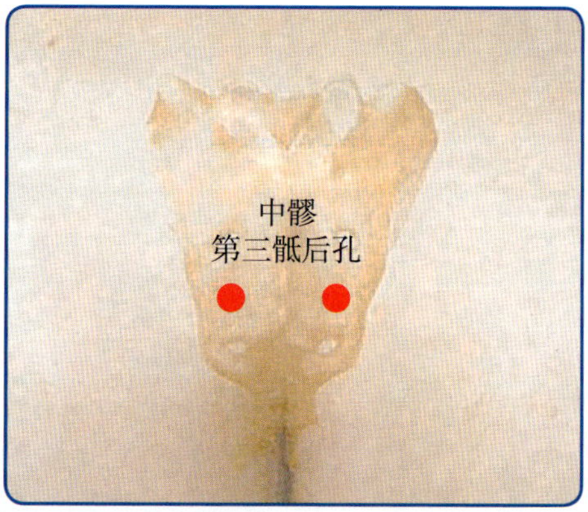


图 B.16　中髎穴

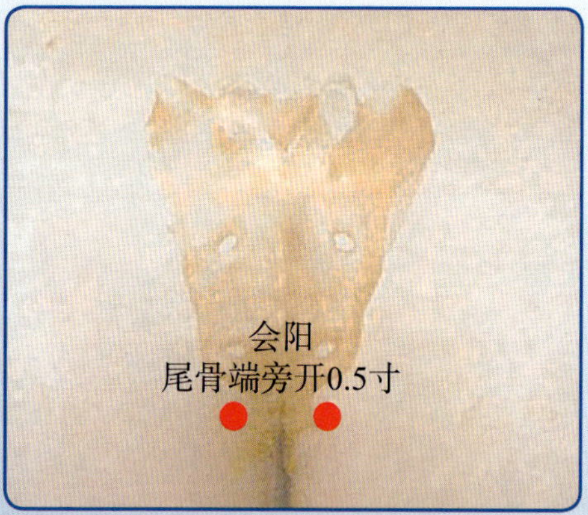


图 B.17　会阳穴

【会阳穴】(图 B.17)

位置：位于骶部，尾骨端旁开 0.5 寸处。

主治：①泄泻、便血等肠腑病证；②痔疾；③阳痿、带下等男科及妇科病证。

【水道穴】(图 B.18)

位置：位于下腹部，脐中下 3 寸，前正中线旁开 2 寸处。

主治：①腹痛、便秘等肠腑病证；②小便不利；③痛经等妇科病证。

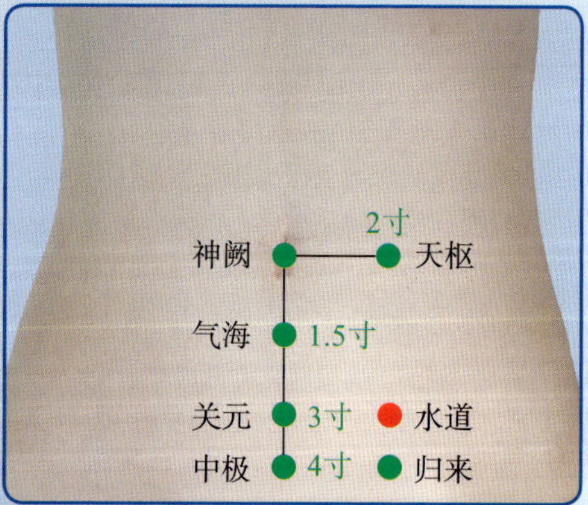


图 B.18　水道穴

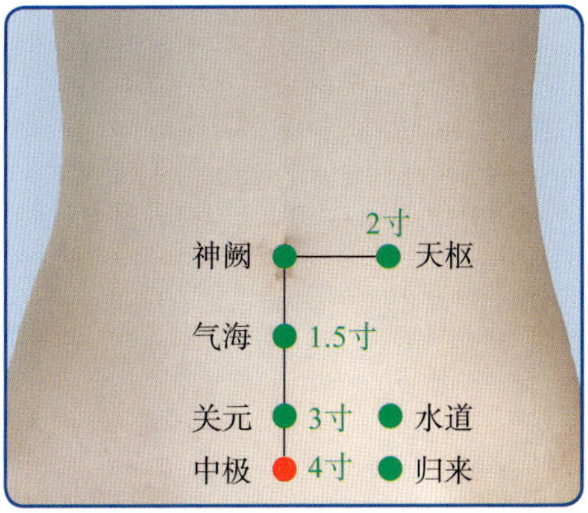


图 B.19　中极穴

【中极穴】（图 B.19）

位置：位于下腹部，前正中线上，脐下 4 寸处。

主治：①盆底肌松弛；②尿频、尿急、尿潴留、小便淋漓不尽等泌尿系统病证；③阳痿、早泄、痛经等男科及妇科病证。

【归来穴】（图 B.20）

位置：位于下腹部，脐中下 4 寸，前正中线旁开 2 寸处。

主治：①月经不调、痛经等妇科病证；②阳痿早泄、茎中痛等男科病证；③少腹疼痛、疝气等腹痛病证；④小便不利、尿频、尿急等泌尿系统病证。

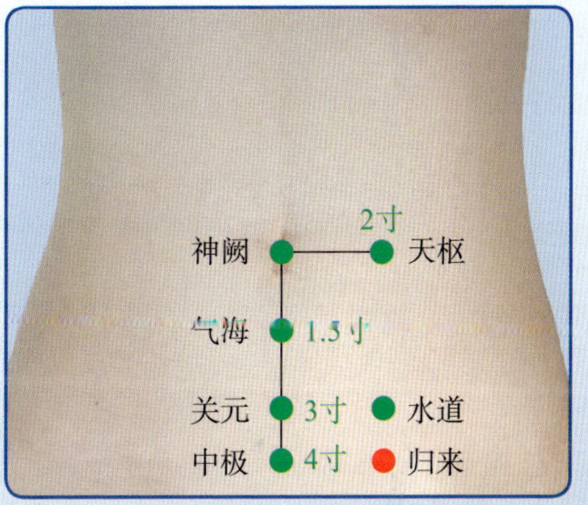


图 B.20　归来穴

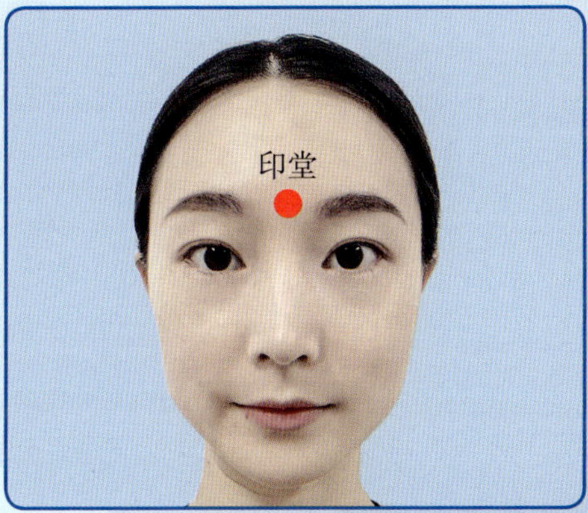


图 B.21　印堂穴

【印堂穴】（图 B.21）

位置：位于额部，两眉头连线中点与前正中线交汇处。

主治：①痴呆、痫证、失眠、健忘等神志病证；②头痛，眩晕；③鼻衄，鼻渊；④小儿惊风，产后血晕，子痫。

【足三里穴】(图 B.22)

位置：位于小腿前外侧，犊鼻穴下 3 寸，距胫骨前嵴外 1 横指处。

主治：①胃痛、呕吐、噎膈、腹胀、腹泻、痢疾、便秘等胃肠病证；②下肢痿痹；③癫狂等神志证；④乳痈、肠痈等外科疾患；⑤虚劳诸证，为强壮保健要穴。

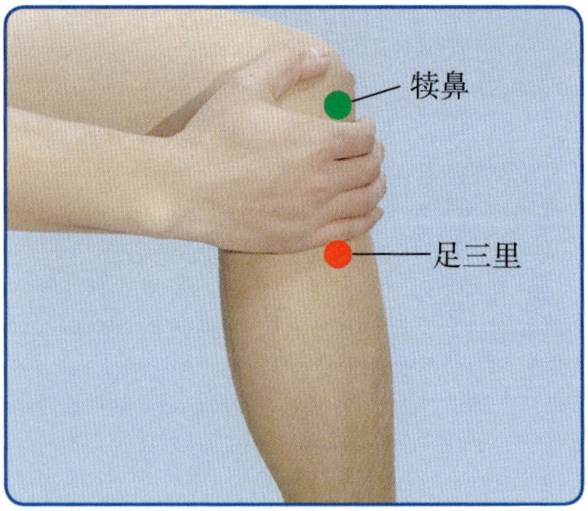


图 B.22　足三里穴

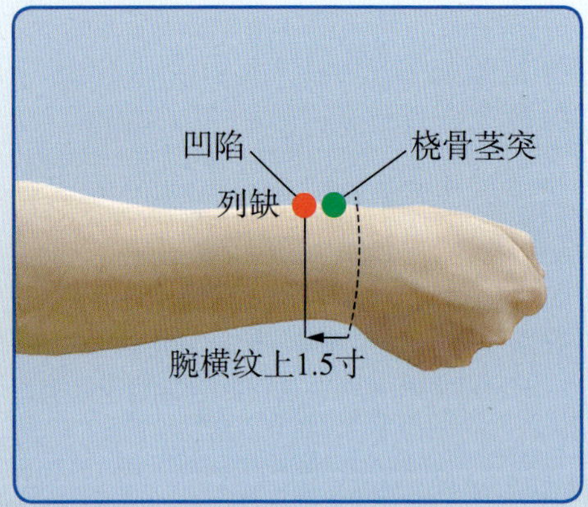


图 B.23　列缺穴

【列缺穴】(图 B.23)

位置：位于前臂桡侧缘，桡骨茎突上方，腕横纹上 1.5 寸，肱桡肌与拇长展肌腱之间。

主治：①咳嗽、气喘、咽喉肿痛等肺系疾病；②头痛、齿痛、项强、口眼歪斜等头项部疾患。

【中渚穴】(图 B.24)

位置：位于手背，第 4、5 掌骨间，第 4 掌指关节近端凹陷处。

主治：①手指屈伸不利、肘臂肩背胁痛等局部病证；②头痛，耳鸣，耳聋，目赤，咽喉肿痛；③热病，疟疾，消渴。

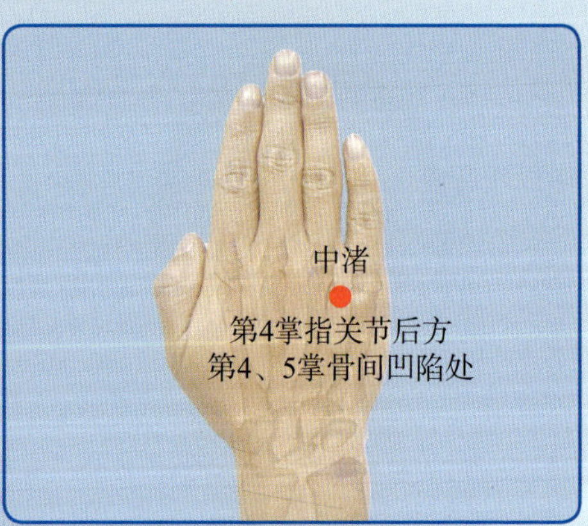


图 B.24　中渚穴

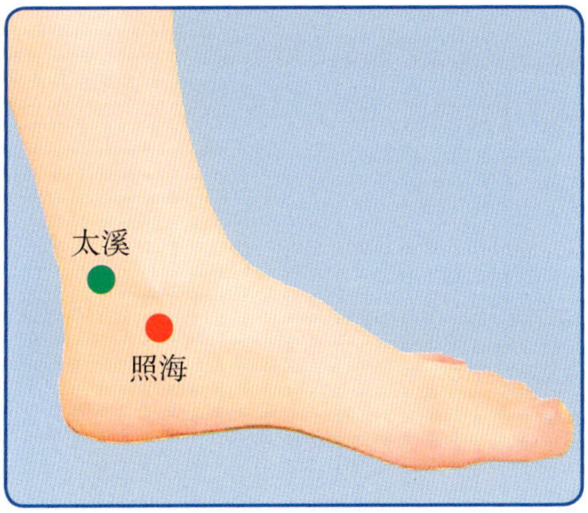


图 B.25　照海穴

【照海穴】(图 B.25)

位置：位于足内侧，内踝尖下凹陷处。

主治：①失眠、癫痫等精神及神志疾患；②咽喉干痛、目赤肿痛等五官热性疾患；③月经不调、带下、阴挺等妇科病证；④小便频数、癃闭等泌尿系统疾病。

【涌泉穴】(图 B.26)

位置：位于足底部，当足底第 2、3 趾趾缝纹头端与足跟连线的前 1/3 凹陷处，曲足卷趾时足心最凹陷中。

主治：①昏厥、中暑、小儿惊风、癫痫等急症及神志病证；②咯血、咽喉肿痛、喉痹等肺系病证；③头痛，头晕，目眩，失眠；④便秘，小便不利；⑤奔豚气；⑥足心热。

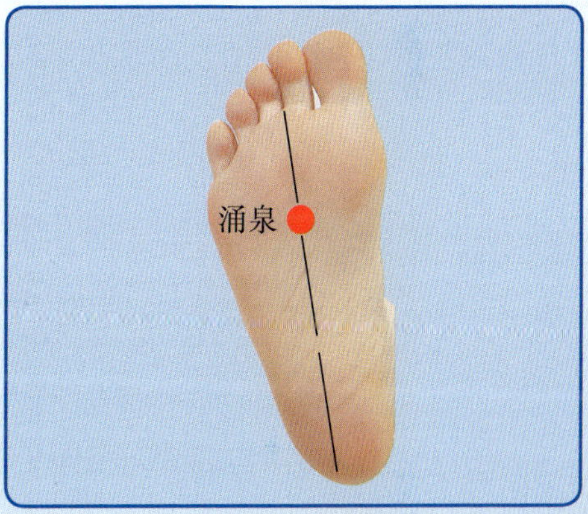


图 B.26　涌泉穴

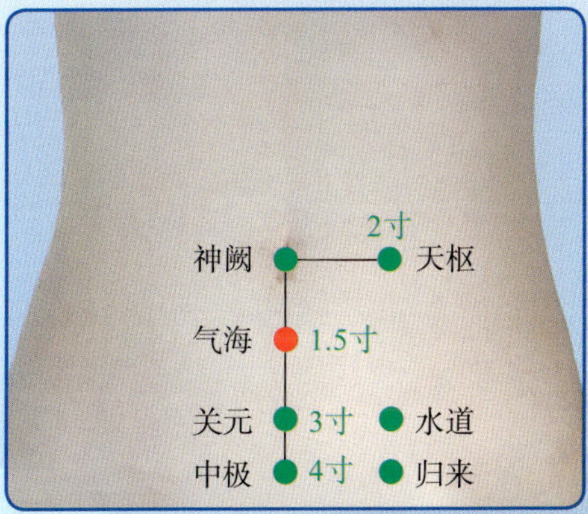


图 B.27　气海穴

【气海穴】(图 B.27)

位置：位于腹正中线上，脐下 1.5 寸处。

主治：①虚脱、形体羸瘦、脏器衰惫、乏力等气虚病证；②水谷不化、绕脐疼痛、腹泻、痢疾、便秘等肠腑病证；③小便不利、遗尿等泌尿系统病证；④遗精，阳痿，疝气；⑤月经不调、痛经、经闭、崩漏、带下、阴挺、产后恶露不止、胞衣不下等妇科病证。

【关元穴】(图 B.28)

位置：位于腹正中线上，脐下3寸处。

主治：①中风脱证、虚劳冷惫、羸瘦无力等元气虚损病证；②少腹疼痛，疝气；③腹泻、痢疾、脱肛、便血等肠腑病证；④五淋、尿血、尿频等泌尿系病证；⑤遗精、阳痿、早泄、白浊等男科病证；⑥月经不调、痛经、经闭、崩漏、带下、恶露不尽、胞衣不下等妇科病证。

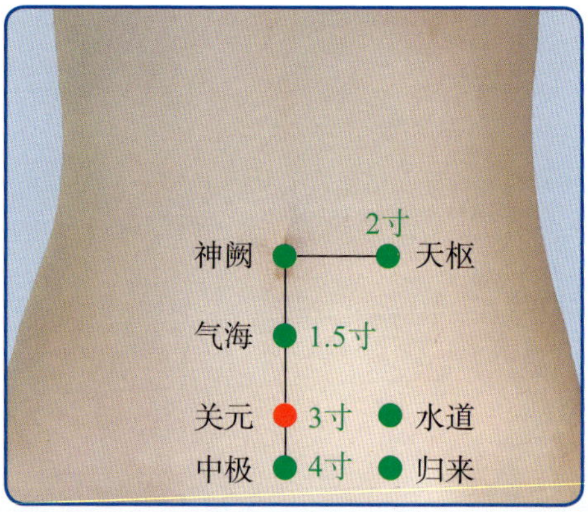


图 B.28　关元穴

【三阴交穴】(图 B.29)

位置：位于小腿内侧，内踝尖上3 寸，胫骨内侧面后缘凹陷处。

主治：①肠鸣腹胀、腹泻等脾胃虚弱诸证；②月经不调、带下、阴挺、不孕、滞产等妇产科病证；③遗精、阳痿、遗尿等泌尿生殖系统疾患；④心悸，失眠，高血压；⑤下肢痿痹；⑥阴虚诸证。

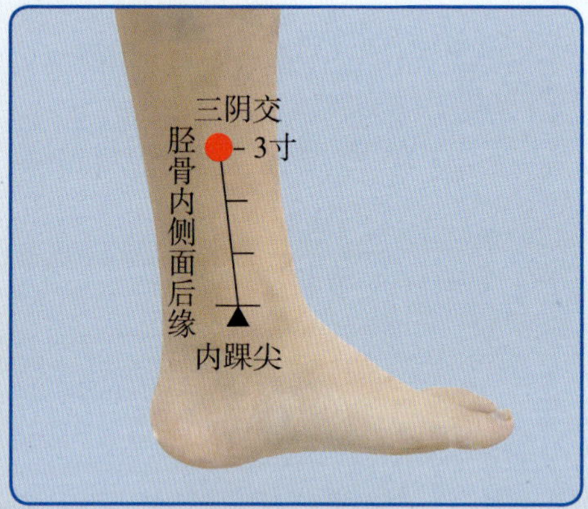


图 B.29　三阴交穴

【曲池穴】(图 B.30)

位置：位于肘部，屈肘成直角，肘横纹外侧端与肱骨外上髁连线中点处。

主治：①手臂痹痛、上肢不遂等上肢病证；②热病；③高血压；④癫狂；⑤腹痛、吐泻等肠胃病证；⑥咽喉肿痛、齿痛、目赤肿痛等五官热性病证；⑦瘾疹、湿疹、瘰疬等皮肤及外科病证。

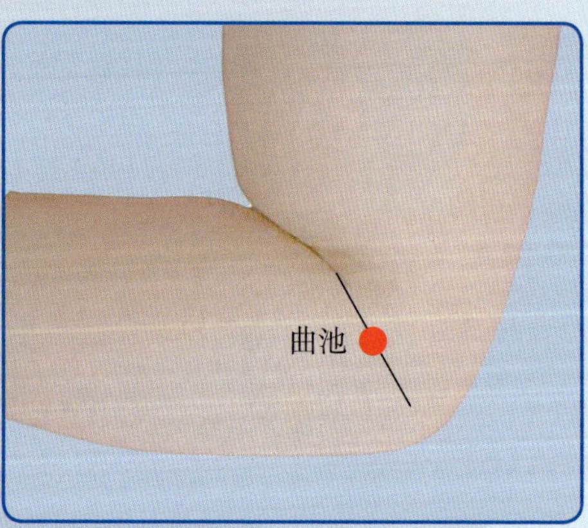


图 B.30　曲池穴

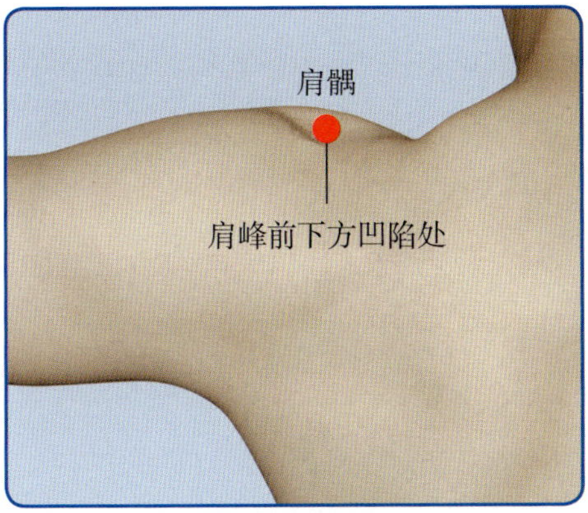


图 B.31　肩髃穴

【肩髃穴】(图 B.31)

位置：位于肩部，臂外展或平举时，肩部出现两个凹陷，肩峰前下方凹陷处即此穴。

主治：①肩臂挛痛、上肢不遂等肩及上肢病证；②瘾疹。

【肩贞穴】(图 B.32)

位置：位于肩关节后下方，臂内收，腋后纹头上 1 寸。

主治：①肩臂疼痛、上肢不遂等局部病证；②瘰疬。

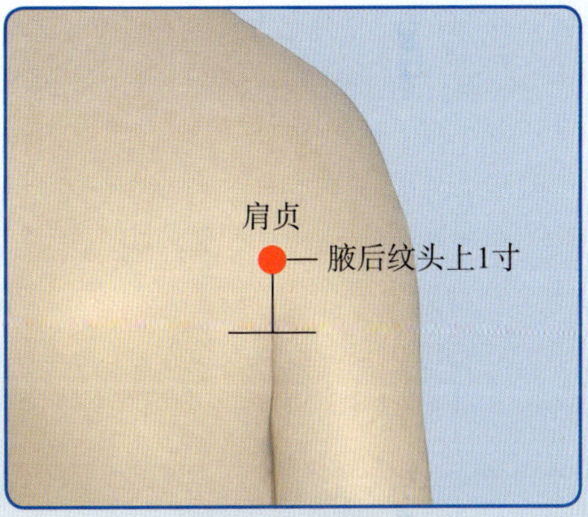


图 B.32　肩贞穴

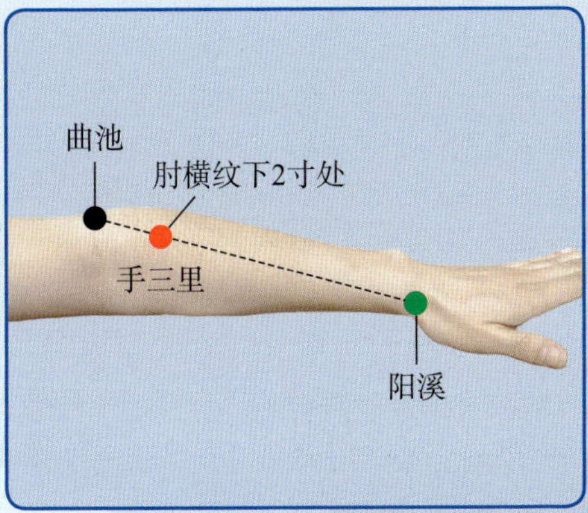


图 B.33　手三里穴

【手三里穴】(图 B.33)

位置：位于前臂，阳溪与曲池连线上，肘横纹下 2 寸处。

主治：①手臂无力、上肢不遂等上肢病证；②腹痛，腹泻；③齿痛，颊肿。

【阳溪穴】(图 B.34)

位置：位于腕部，腕背横纹桡侧，当拇短伸肌腱与拇长伸肌腱之间的凹陷中。

主治：①腕关节疼痛或屈伸不利、手指疼痛等局部病证；②头痛、目赤肿痛、耳聋等五官疾患。

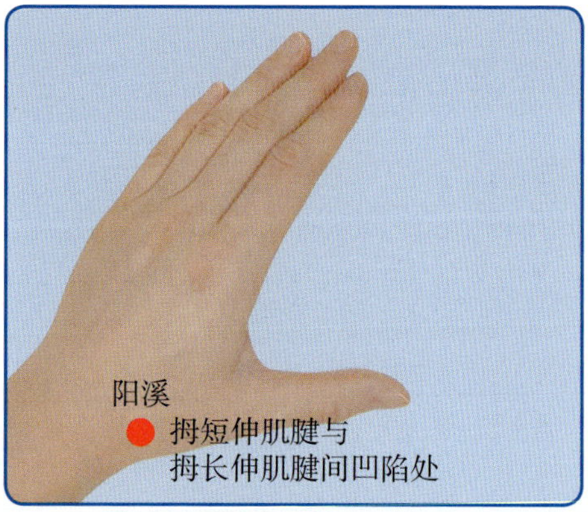


图 B.34　阳溪穴

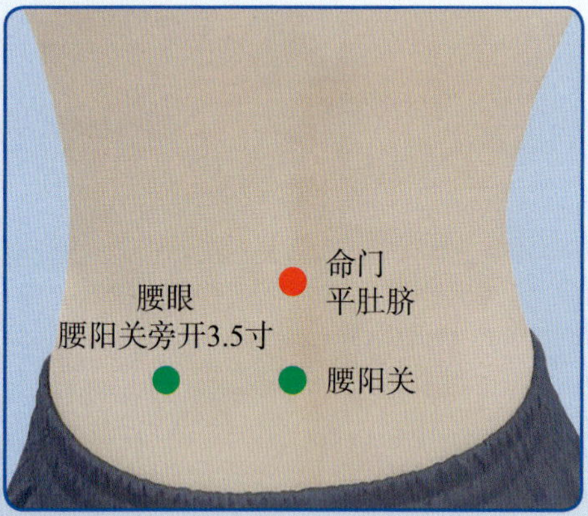


图 B.35　命门穴

【命门穴】(图 B.35)

位置：位于腰部，后正中线上，第 2 腰椎棘突下凹陷中，与肚脐相对。

主治：①月经不调、赤带白下、痛经、经闭、不孕等妇科病证；②腰脊强痛、下肢痿痹等腰腿病证；③遗精、阳痿、精冷不育、小便频数等男性肾阳不足病证；④小腹冷痛，腹泻。

【腰阳关穴】(图 B.36)

位置：位于后正中线上，第 4 腰椎棘突下凹陷中。

主治：①腰骶疼痛、坐骨神经痛、下肢痿痹等腰腿病证；②月经不调、经闭等妇科病证；③遗精、阳痿等男科病证。

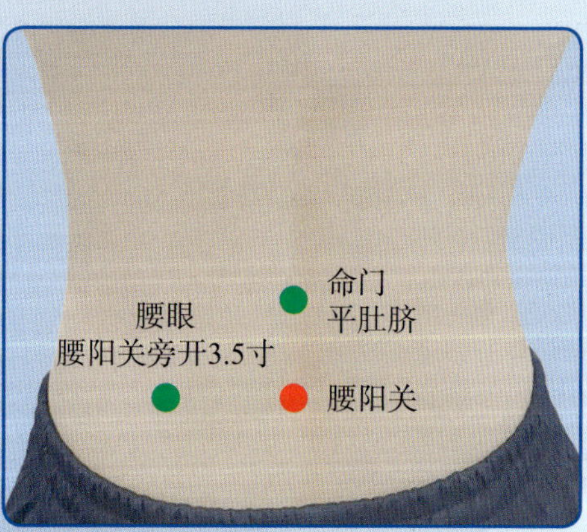


图 B.36　腰阳关穴

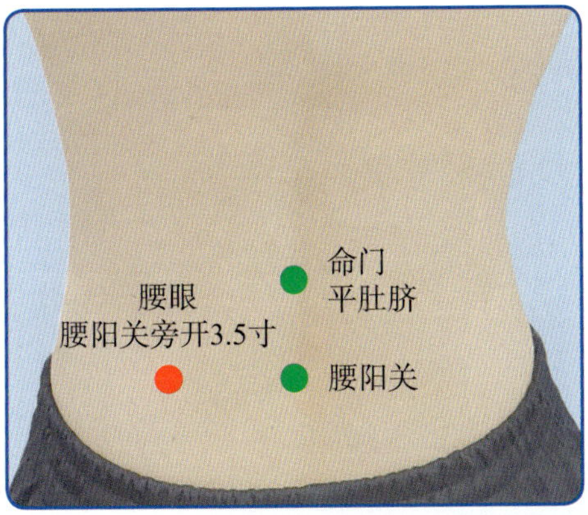


图 B.37　腰眼穴

【腰眼穴】（图 B.37）

位置：位于腰部，第 4 腰椎棘突下，旁开约 3.5 寸凹陷中。

主治：①腰痛；②月经不调、带下等妇科病证；③虚劳。

【手背腰痛点】（图 B.38）

位置：位于手背侧，第 2、第 3 掌骨及第 4、第 5 掌骨之间，腕横纹与掌指关节中点处，一侧 2 穴，左右共 4 穴。

主治：急性腰扭伤。

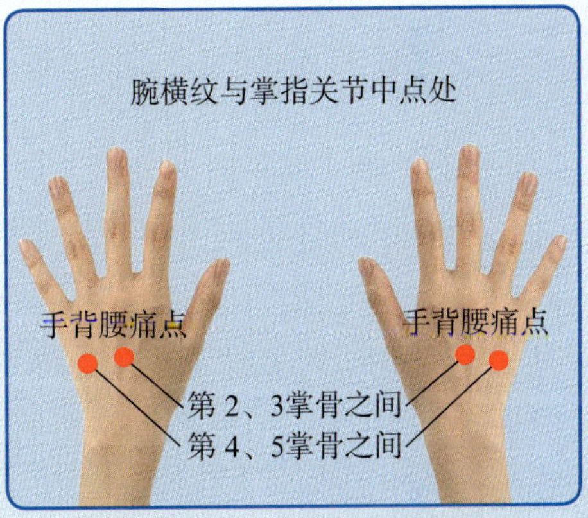


图 B.38　手背腰痛点

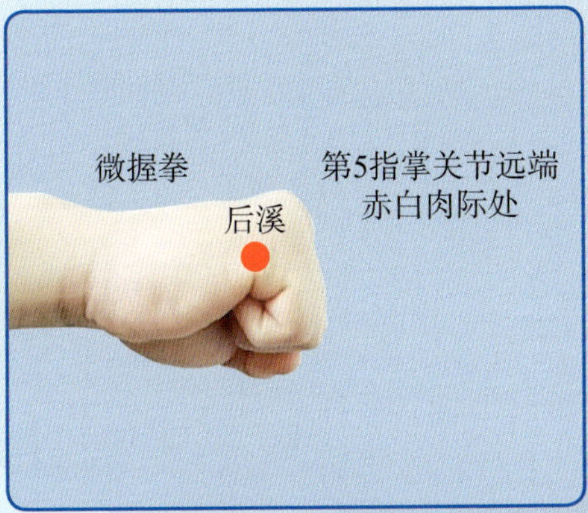


图 B.39　后溪穴

【后溪穴】（图 B.39）

位置：位于手内侧，微握拳，第 5 掌指关节后尺侧的远侧掌横纹头赤白肉际处。

主治：①头项强痛、腰背痛、手指及肘臂挛痛等痛证；②耳聋，目赤；③癫痫；④疟疾。

【阴陵泉】(图 B.40)

位置：位于小腿内侧，胫骨内侧髁下方凹陷中。

主治：①膝痛；②腹胀、腹泻、水肿、黄疸、小便不利等脾不运化水湿病证。

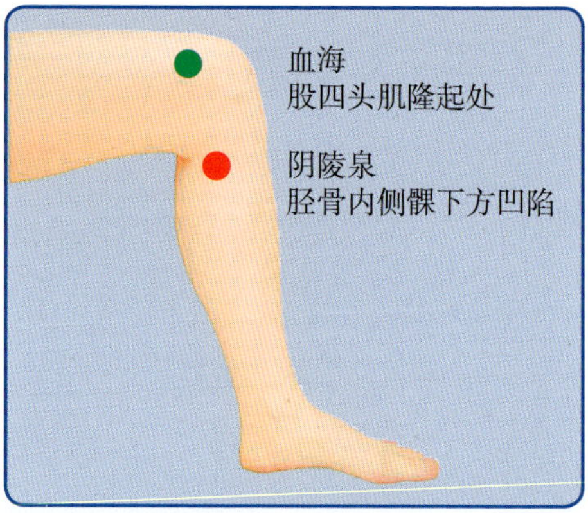


图 B.40　阴陵泉

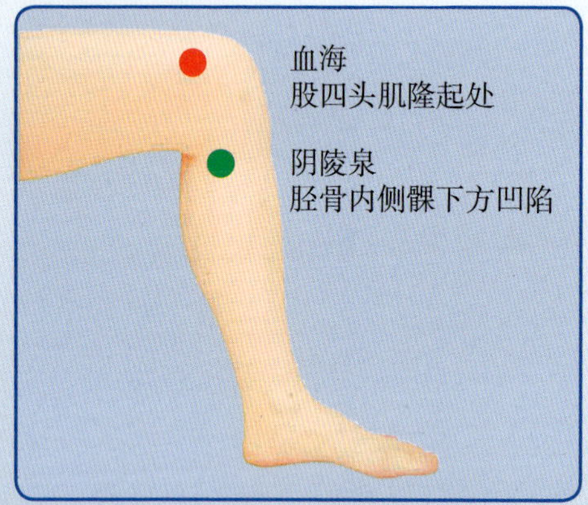


图 B.41　血海穴

【血海穴】(图 B.41)

位置：位于大腿内侧，屈膝，髌骨内上缘上 2 寸，股四头肌内侧头的隆起处。

主治：①月经不调、痛经、经病等月经病；②瘾疹、湿疹、丹毒等血热性皮肤病。

【环跳穴】(图 B.42)

位置：位于臀区，侧卧屈股，股骨大转子高点与骶管裂孔连线的外 1/3 与内 2/3 交点处。

主治：①腰胯疼痛、下肢痿痹、半身不遂等腰腿疾患；②风疹。

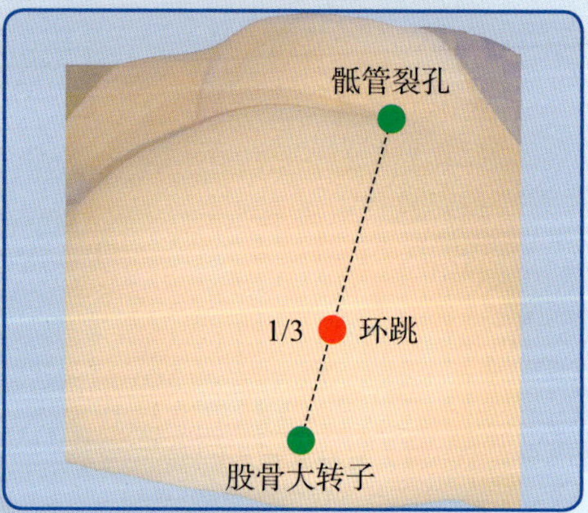


图 B.42　环跳穴

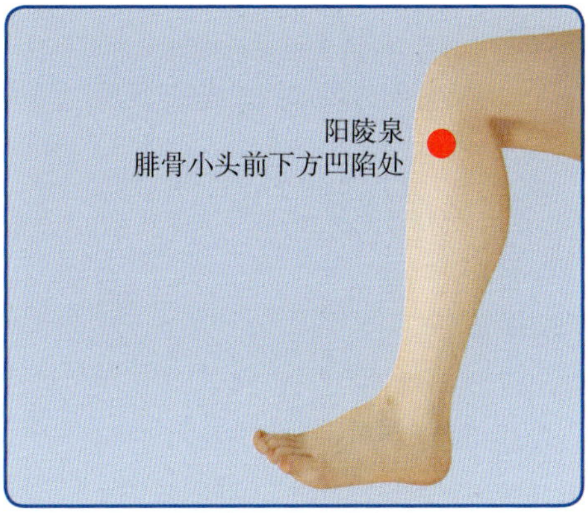


图 B.43 阳陵泉

【阳陵泉】（图 B.43）

位置：位于小腿外侧，腓骨小头前下方凹陷处。

主治：①黄疸、胁痛、口苦、呕吐、吞酸等肝胆犯胃病证；②膝肿痛、下肢痿痹及麻木等下肢及膝关节疾患；③小儿惊风。

【颊车穴】（图 B.44）

位置：位于面部，下颌角前上方约 1 横指，按之凹陷处，当咀嚼时咬肌隆起最高点处。

主治：齿痛、牙关不利、颊肿、口角歪斜等局部病证。

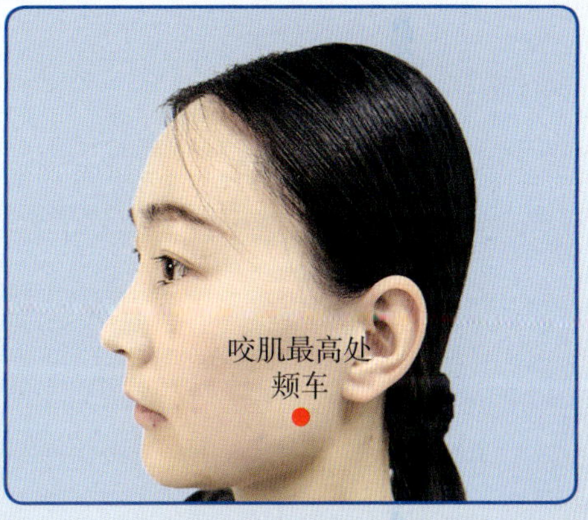


图 B.44 颊车穴

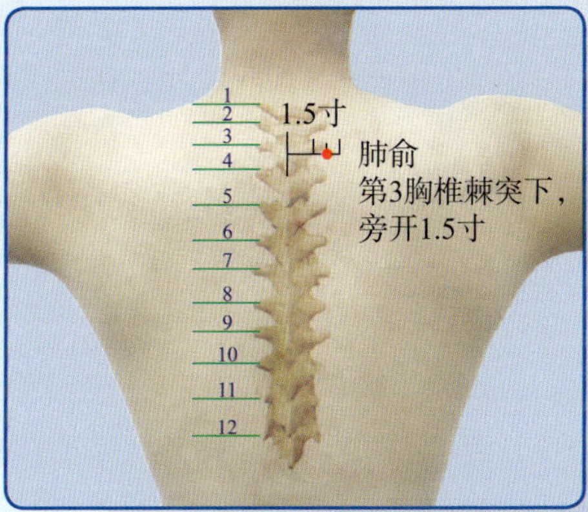


图 B.45 肺俞穴

【肺俞穴】（图 B.45）

位置：位于背部，第 3 胸椎棘突下，旁开 1.5 寸处。

主治：①咳嗽、气喘、咯血等肺部病证；②骨蒸潮热、盗汗等阴虚病证。

【脾俞穴】(图 B.46)

位置：位于背部，第 11 胸椎棘突下，旁开 1.5 寸。

主治：①腹胀、纳呆、呕吐、腹泻、痢疾、便血、水肿等脾胃肠腑病证；②背痛。

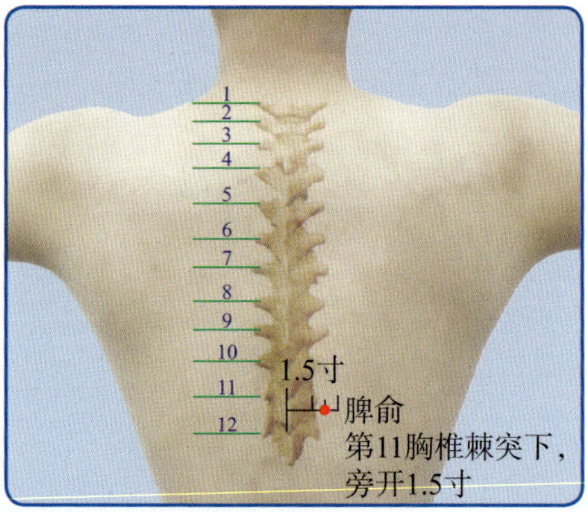


图 B.46　脾俞穴

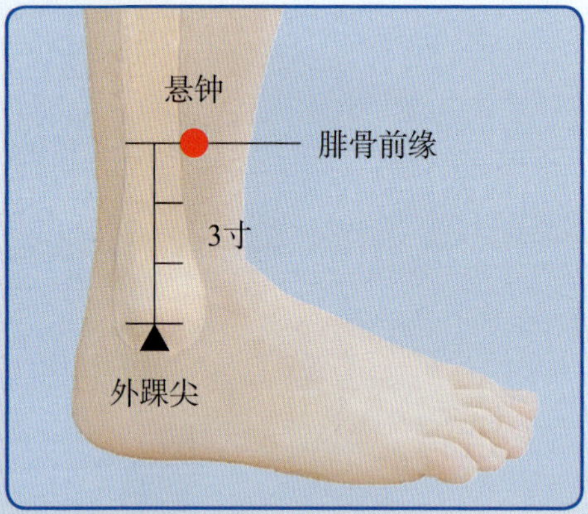


图 B.47　悬钟穴

【悬钟穴】(图 B.47)

位置：位于小腿外侧，外踝高点上 3 寸，腓骨前缘。

主治：①痴呆、中风等髓海不足疾患；②颈项强痛，胸胁满痛，下肢痿痹。

【天枢穴】(图 B.48)

位置：脐中旁开 2 寸。

主治：①腹痛、腹胀、便秘、腹泻、痢疾等胃肠病证；②月经不调、痛经等妇科疾患。

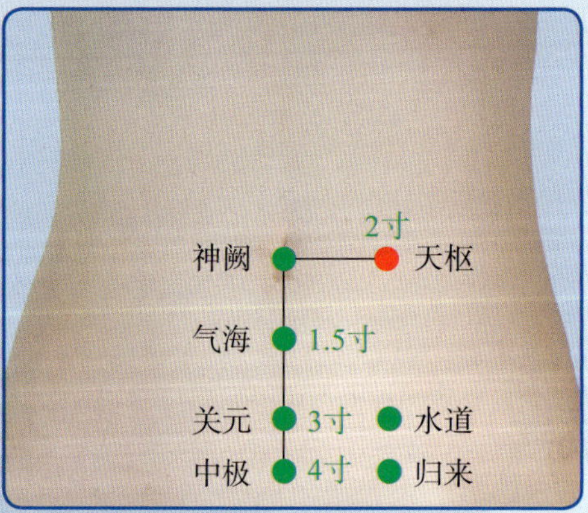


图 B.48　天枢穴

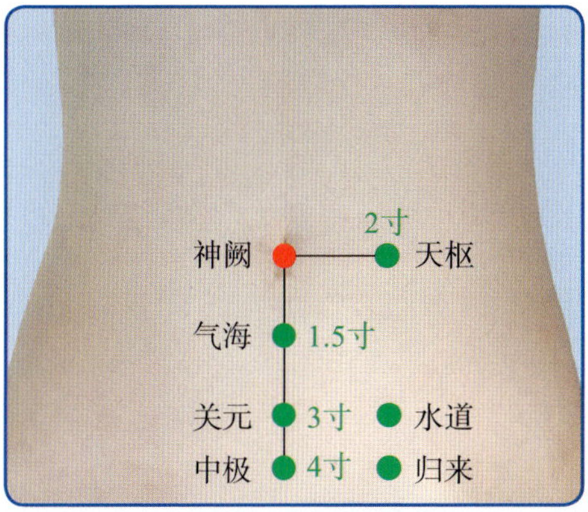


图 B.49　神阙穴

【神阙穴】(图 B.49)

位置：脐窝中央。

主治：①虚脱、中风脱证等元阳暴脱；②腹痛、腹胀、腹泻、痢疾、便秘、脱肛等肠腑病证；③水肿，小便不利。

【心俞穴】(图 B.50)

位置：位于背部，第 5 胸椎棘突下，旁开 1.5 寸。

主治：①心痛、惊悸、失眠、健忘、癫痫等心与神志病证；②咳嗽，吐血；③盗汗，遗精。

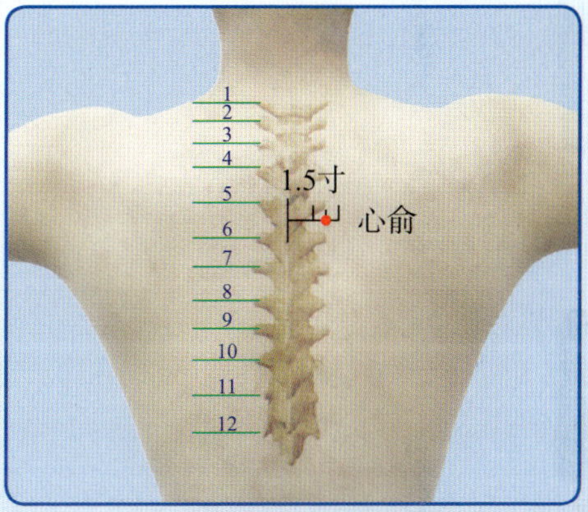


图 B.50　心俞穴

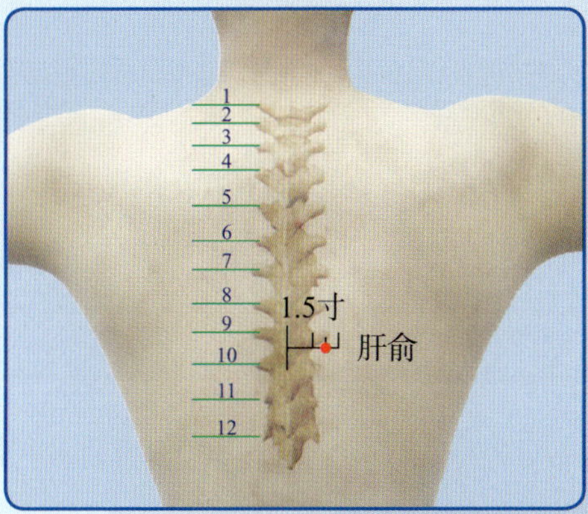


图 B.51　肝俞穴

【肝俞穴】(图 B.51)

位置：位于背部，第 9 胸椎棘突下，旁开 1.5 寸。

主治：①胁痛、黄疸等肝胆病证；②目赤、目视不明、夜盲、迎风流泪等目疾；③癫痫；④脊背痛。

【鱼际穴】(图 B.52)

位置：位于手掌桡侧，第 1 掌骨中点桡侧，赤白肉际处。

主治：①咳嗽、咯血、咽干、咽喉肿痛、失音等肺系热性病证；②小儿疳积。

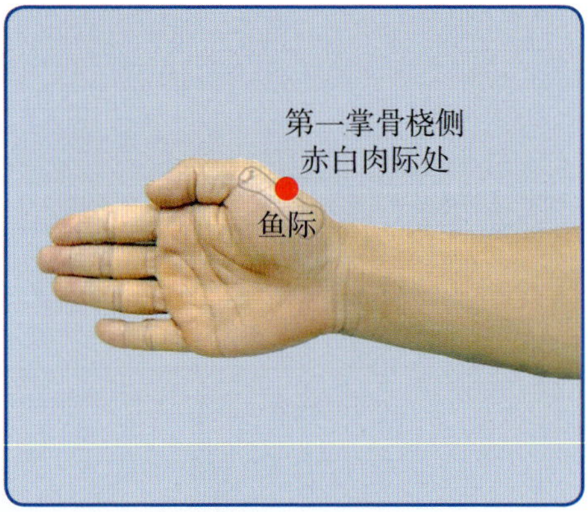


图 B.52　鱼际穴

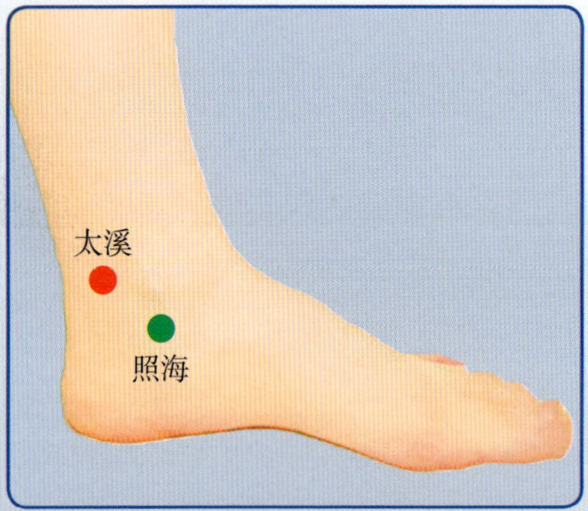


图 B.53　太溪穴

【太溪穴】(图 B.53)

位置：位于内踝后方，内踝尖与跟腱后缘连线的中点凹陷处。

主治：①头痛、目眩、失眠、健忘、遗精、阳痿等肾虚证；②咽喉肿痛、齿痛、耳鸣、耳聋等阴虚性五官病证；③咳嗽、气喘、咯血、胸闷等肺部疾患；④消渴，小便频数，便秘；⑤月经不调；⑥腰背痛，下肢厥冷。

【完骨穴】(图 B.54)

位置：位于耳后，乳突后下方的凹陷处。

主治：①癫痫；②头痛、颈项强痛、颊肿、喉痹、齿痛、口歪等头项五官病证。

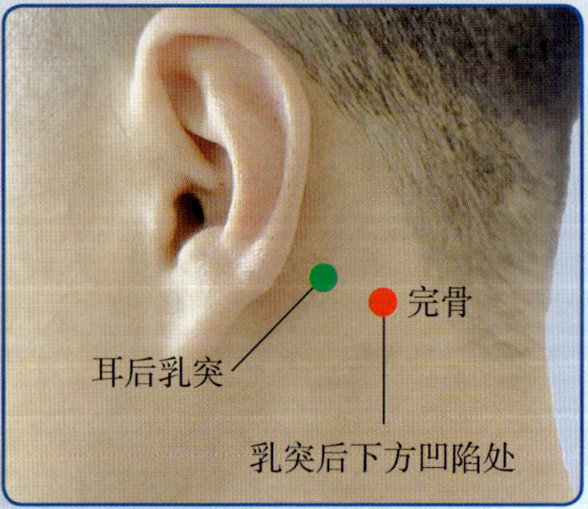


图 B.54　完骨穴

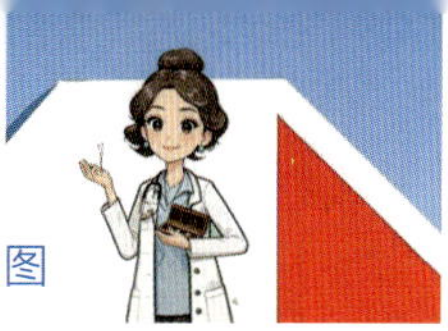



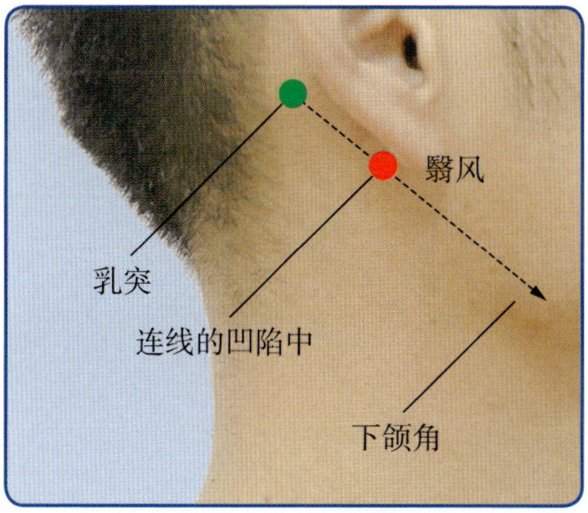


图 B.55　翳风穴

【翳风穴】(图 B.55)

位置：位于耳垂后方，乳突前下方与下颌角之间的凹陷中。

主治：①耳鸣、耳聋等耳疾；②口眼歪斜、面风、牙关紧闭、颊肿等面口病证；③瘰疬。

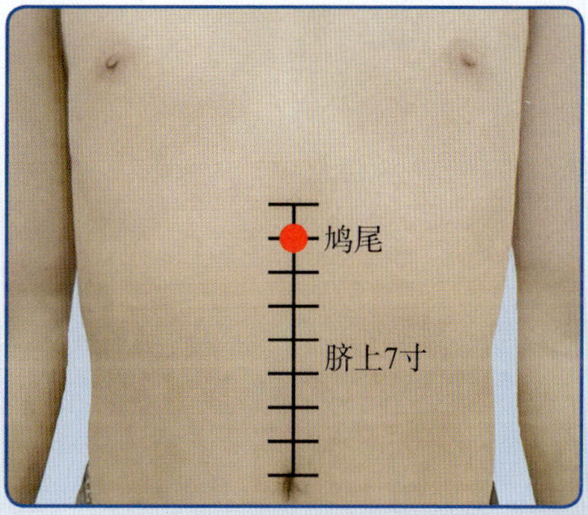


图 B.56　鸠尾穴

【鸠尾穴】(图 B.56)

位置：位于前正中线上，脐上 7 寸，即胸剑联合下 1 寸处。

主治：①癫痫；②胸痛；③腹胀，呃逆。

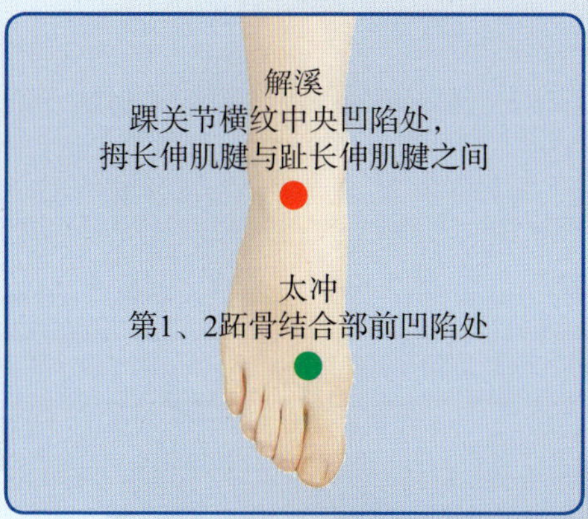


图 B.57　解溪穴

【解溪穴】(图 B.57)

位置：位于踝部，足背踝关节横纹中央凹陷处，拇长伸肌腱与趾长伸肌腱之间。

主治：①下肢痿痹、踝关节病、足下垂等下肢、踝关节疾患；②头痛，眩晕；③癫狂；④腹胀，便秘。

【昆仑穴】(图 B.58)

位置：位于踝后外侧，外踝尖与跟腱之间的凹陷中。

主治：①后头痛、项强、腰骶疼痛、足踝肿痛等痛证；②癫痫；③滞产。

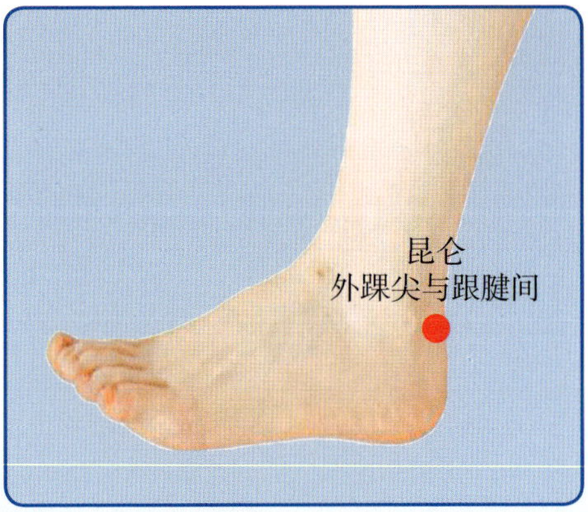


图 B.58　昆仑穴

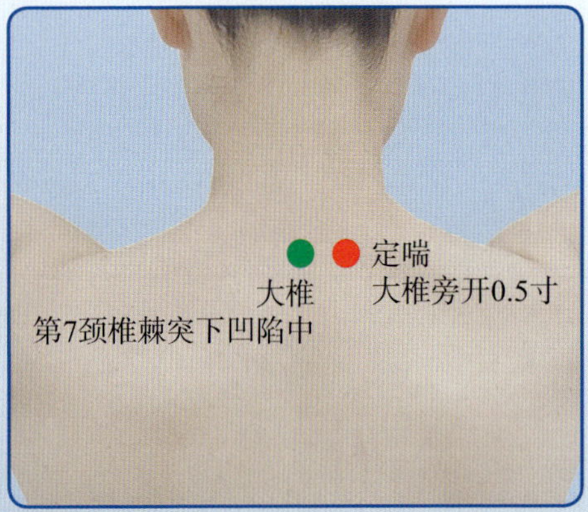


图 B.59　定喘穴

【定喘穴】(图 B.59)

位置：位于背上部，第 7 颈椎棘突下，旁开 0.5 寸。

主治：①哮喘，咳嗽；②肩背痛，落枕。

【下关穴】(图 B.60)

位置：位于耳屏前，下颌骨髁状突前方，颧弓与下颌切迹形成的凹陷中。

主治：①牙关不利、三叉神经痛、齿痛、口眼歪斜等面口病证；②耳聋、耳鸣、聤耳等耳疾。

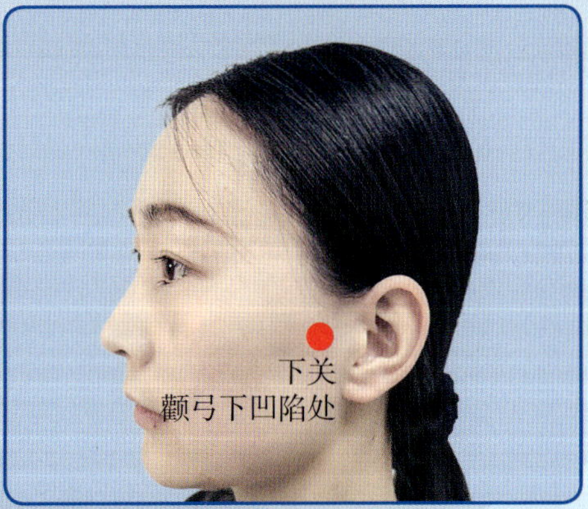


图 B.60　下关穴

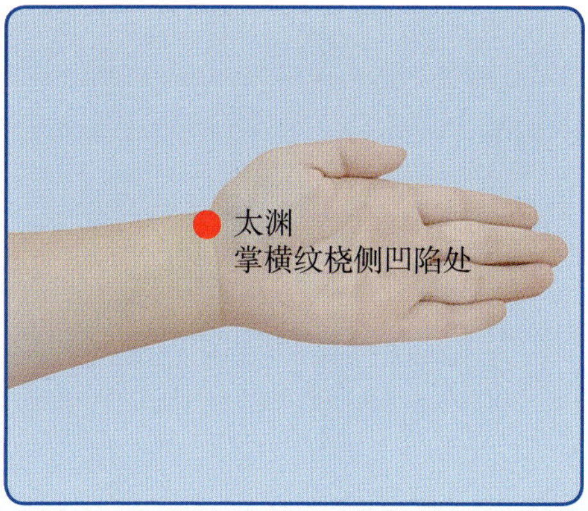


图 B.61　太渊穴

【太渊穴】（图 B.61）

位置：位于腕掌侧横纹桡侧，桡动脉的桡侧凹陷中。

主治：①咳嗽、气喘等肺系疾患；②无脉症；③腕臂痛。

【大椎穴】（图 B.62）

位置：位于后正中线上，第 7 颈椎棘突下凹陷中。

主治：①热病、疟疾、恶寒发热、咳嗽、气喘等外感病证；②骨蒸潮热；③癫狂；④脊强。

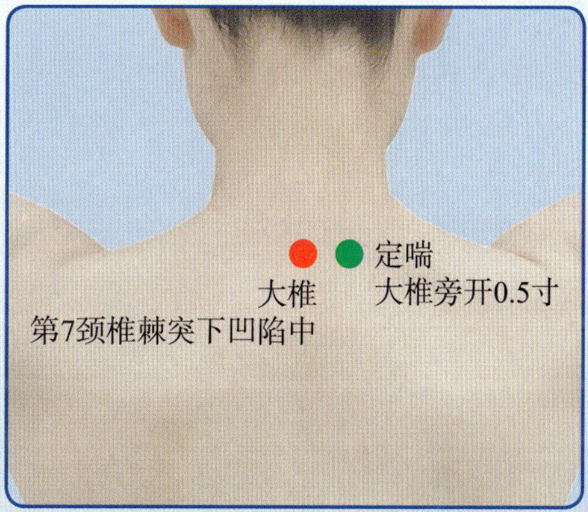


图 B.62　大椎穴

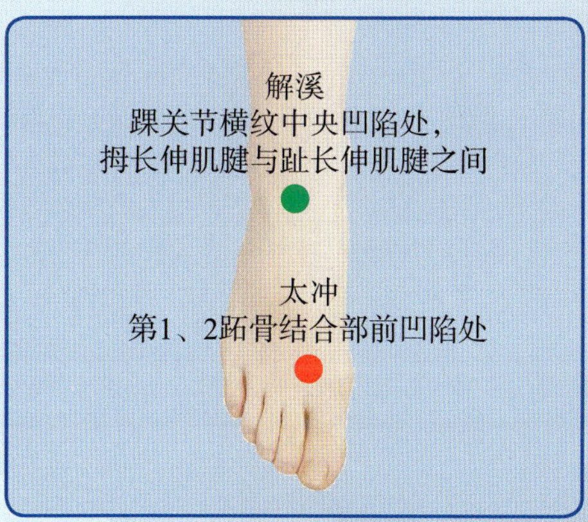


图 B.63　太冲穴

【太冲穴】（图 B.63）

位置：位于足背，第 1、2 跖骨结合部之前的凹陷中。

主治：①中风、癫痫、小儿惊风、头痛、眩晕、耳鸣、目赤肿痛、口歪、咽痛等肝经风热病证；②月经不调、痛经、经闭、崩漏、带下等妇科经带病证；③黄疸、胁痛、腹胀、呕逆等肝胃病证；④癃闭，遗尿；⑤下肢痿痹，足跗肿痛。

# 参考文献


1. 王山喜 . 热石灸疗与常见慢性病、疑难病症［M］. 北京：中国人口出版社，2023.3.

2. 田从豁，臧俊岐 . 中国灸法全书［M］. 哈尔滨：黑龙江科学技术出版社，2013.7.

3. 高鹏翔 . 中医学［M］. 北京：人民卫生出版社，2013.3.

4. 严振国 . 常见病针灸取穴图解［M］. 上海：第二军医大学出版社，2014.10.

5. 王富春 . 灸法医鉴［M］. 北京：科学技术文献出版社，2009.4.

6. 张永臣，贾红玲 . 人体特效穴位使用手册［M］. 北京：科学出版社，2009.8.

7. 李志刚 . 中华经络穴位实用大百科［M］. 北京：中国中医药出版社，2020.6.

8. 胡玲，刘清国 . 经络腧穴学［M］. 北京：人民卫生出版社，2018.7.


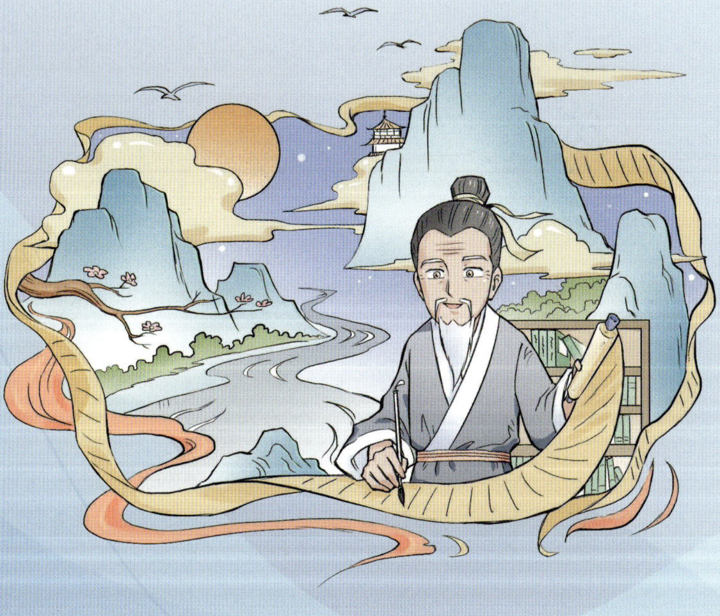